心血管复杂冠脉
介入治疗病例解析

主 编 杨 清 梁春坡 吴成程

科学出版社

北 京

内 容 简 介

药物治疗、介入治疗和外科手术是冠心病治疗并驾齐驱的三驾马车。得益于器械的创新发展和手术技巧的精进，介入治疗解决了更多的复杂病变，也成为更多患者的选择。本书共收集20例冠脉介入治疗的临床病例，病史资料详尽，细致剖析冠脉影像，结合病变和患者特点制订介入策略，其中涉及腔内影像指导左主干介入治疗、慢性闭塞病变介入器械升级、急性闭塞病变合并冠脉畸形、分叉病变单/双支架选择、严重钙化病变的旋磨、桥血管病变介入治疗等介入手术中的常见问题，并附以循证医学证据和个人经验总结，体现了术者对冠脉介入手术的思考。病例的名字均是其特点的精简提炼，也是编者的用心之处。

本书内容贴近临床实际，适合冠脉介入医师学习、参考。

图书在版编目 (CIP) 数据

心血管复杂冠脉介入治疗病例解析/杨清，梁春坡，吴成程主编.—北京：科学出版社，2020.12

ISBN 978-7-03-066521-8

Ⅰ.①心⋯　Ⅱ.①杨⋯　②梁⋯　③吴⋯　Ⅲ.①冠状血管－动脉疾病－介入性治疗－病案　Ⅳ.① R543.305

中国版本图书馆 CIP 数据核字（2020）第 204545 号

责任编辑：路　弘 / 责任校对：郭瑞芝
责任印制：李　彤 / 封面设计：龙　岩

科 学 出 版 社 出版
北京东黄城根北街 16 号
邮政编码：100717
http://www.sciencep.com

北京中科印刷有限公司 印刷
科学出版社发行　各地新华书店经销

*

2020 年 12 月第 一 版　开本：787×1092　1/16
2021 年 8 月第二次印刷　印张：10 3/4
字数：300 000

定价：85.00 元
（如有印装质量问题，我社负责调换）

编著者名单

主　　编　杨　清　梁春坡　吴成程

主　　审　丛洪良　林文华　张　峰

副主编　敬　锐　段文涛

编　　者（以姓氏笔画为序）

　　　　　于向东　王　清　刘文楠　孙中华　李永乐　吴成程

　　　　　吴宪明　宋振国　陈　俊　孟新民　段文涛　徐绍鹏

　　　　　郭一凡　黄进勇　董劭壮　敬　锐

学术秘书　孙中华

　　1964年Sones完成了第一例冠脉造影，拉开了冠心病介入治疗的序章。随着手术器械的不断创新，手术技巧的日益精进，以及药物治疗的更迭换代，介入治疗逐步开疆拓土，病变复杂程度不断攀升。本书中的病例均来自天津医科大学总医院和泰达国际心血管病医院，涵盖了左主干病变、慢性闭塞病变、真性分叉病变、严重钙化病变、桥血管病变，以完整的病例信息、精美清晰的截图和细致剖析的手术过程，来展现手术思路并分享个人心得，相信会对冠脉介入医生有所帮助。

　　本书病例的收集者都是临床一线的中青年医生，有些是优秀的术者，有些正在成长，作为他们的同行，看到他们对介入工作的高度热情和孜孜不倦的努力非常钦佩。青年是人生中最美好的华章，也是未来和希望，作为冠脉介入的后浪，他们一定会对心血管介入事业做出应有的贡献！

天津市胸科医院　丛洪良
天津医科大学总医院　杨　清
2020年10月

目　录

病例1. 虽为右冠病变，偏爱左冠导管 …………………………………… 1

病例2. 旋磨切割二重奏，纵遇顽石又如何 …………………………… 8

病例3. 腔内影像指导左主干介入治疗 ………………………………… 16

病例4. 冠脉纤曲准通过，未雨绸缪胜算多 …………………………… 23

病例5. 分叉病变实战 …………………………………………………… 29

病例6. 慢性闭塞遇上分叉和钙化，难题如何解答 ………………… 38

病例7. 不足而立之年，冠脉填满血栓 ……………………………… 46

病例8. 当经皮冠状动脉腔内斑块旋磨术遇上慢血流 …………… 52

病例9. 急诊遭遇左主干闭塞 ………………………………………… 60

病例10. 左右冠脉同根生，危急时刻须冷静 ……………………… 65

病例11. 冠脉畸形邂逅休克，导管溶栓协奏凯歌 ………………… 72

病例12. 重新架起生命的桥梁 ……………………………………… 80

病例13. 利器在手，何惧磐石 ……………………………………… 93

病例14. 纤曲重叠慢性闭塞桡股切换难题解决 ………………… 107

病例15. 取舍之间，方显智慧 ……………………………………… 114

病例16. 微导管助前行，挽大厦于将倾 …………………………… 122

病例17. 冠脉开口支架闭塞，介入难题如何解决 ……………… 129

病例18. 三叉病变莫迷茫，IVUS助力有方向 …………………… 135

病例19. 尚未知天命，却是病不轻 ………………………………… 148

病例20. 遭遇前三叉，如何规避百慕大 …………………………… 157

病例 1. 虽为右冠病变，偏爱左冠导管

【病例介绍】

患者，女性，67岁。主因"胸痛10年，加重1个月"入院。10年前快步走后出现心前区疼痛，伴胸闷，持续数分钟，休息或含服硝酸甘油可缓解，数日发作1次。1个月前情绪波动后发作频繁，一日数次，就诊于我院。

既往史：高血压病史10年，甲状腺功能减退20年，陈旧性脑梗死20年。

入院体格检查：T 36.5℃，P 70次/分，R 18次/分，BP 145/69mmHg。神清，双肺未闻及湿啰音。HR 70次/分，律齐，各瓣膜听诊区未闻及病理性杂音。双下肢不肿，双侧桡动脉搏动未触及。

【入院心电图】（图1-1）

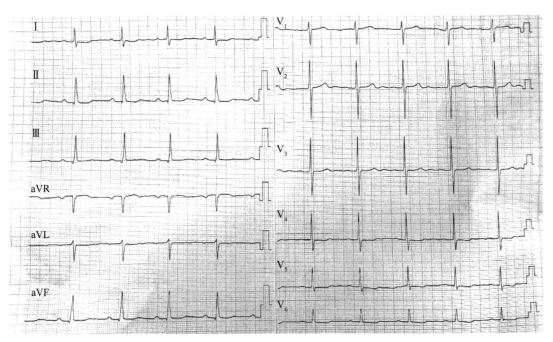

图1-1　入院心电图

【入院UCG】（图1-2）

彩色多普勒超声心动图检查报告

姓名：×××　　　性别：女　　年龄：67岁　　住院号：××××××
临床科室：心内科　　检查方式：　　　　　仪器型号：EPIQ7C

2-D及M型		Doppler	收缩期	舒张期
主动脉窦径 31mm	主肺动脉径 22mm	二尖瓣	420cm/s	86cm/s
左房前后径 34mm	左室舒末径 43mm	三尖瓣	224cm/s	60cm/s
右房左右径 32mm	右室左右径 28mm	主动脉瓣	120cm/s	
室间隔厚度 12mm	运动幅度 8mm	肺动脉瓣	99cm/s	
左室后壁厚度 12mm	运动幅度 9mm	肺动脉压力	20mmHg	
心功能检查：	左室射血分数（EF）:0.58	二尖瓣血流E/A:0.8		组织多普勒Ea/Aa：

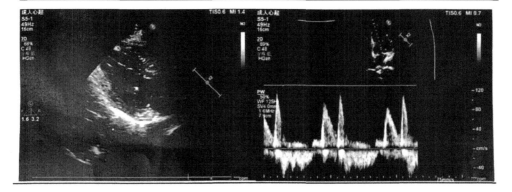

超声所见：
主动脉窦内径正常；各腔室内径正常；左室壁对称性增厚、左室下壁基底段运动减弱，右室壁厚度及运动正常；房间隔及室间隔完整；各瓣膜结构未见明显异常，二尖瓣、三尖瓣可见少量反流信号，为中心性；心包未见明显异常。
超声提示：
左室壁对称性增厚。
左室壁节段性运动障碍。
二尖瓣、三尖瓣反流（轻度）。
左室舒张功能改变，请结合临床。

图1-2　彩色多普勒超声心电图检查报告

LA 34mm，LV 43mm，RA 32mm，RV 28mm，EF 0.58，左室壁对称性增厚，左室节段性运动障碍（下壁基底段运动减弱），二尖瓣、三尖瓣反流（轻度）。

【化验检查】
WBC 5.08×10⁹/L，HGB 103g/L，PLT 189×10⁹/L，Ccr 52ml/min，Cr 94μmol/L，LDL-C 2.53 mmol/L，BNP 86pg/ml。

【诊断】
①冠状动脉性心脏病，不稳定型心绞痛，心功能Ⅱ级（NYHA分级）；②高血压3级（极高危）；③陈旧性脑梗死；④甲状腺功能减退。

【药物治疗】

阿司匹林 100mg 每晚1次，氯吡格雷 75mg 每晚1次，瑞舒伐他汀 10mg 每晚1次，单硝酸异山梨酯片 20mg 每日2次，坎地沙坦 4mg 每晚1次，左甲状腺素钠片（优甲乐）25μg 每晚1次。

【冠状动脉介入影像】（图1-3～图1-6）

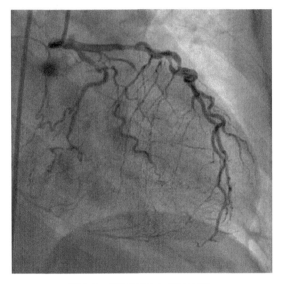

图1-3　RAO30°＋CAU30°

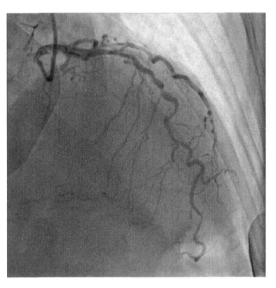

图1-4　RAO30°＋CRA30°

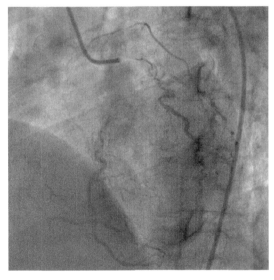

图1-5　LAO45°

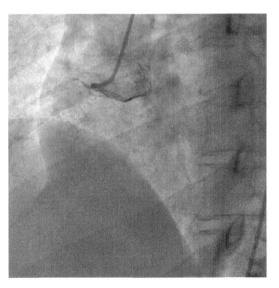

图1-6　LAO40°

右冠状动脉呈优势型分布，左主干未见狭窄，前降支中段弥漫病变狭窄80%伴纡曲，回旋支近段狭窄80%，右冠状动脉近段慢性闭塞，可见左冠状动脉给予右冠状动脉3级侧支循环。

【治疗策略】（图1-7～图1-15）

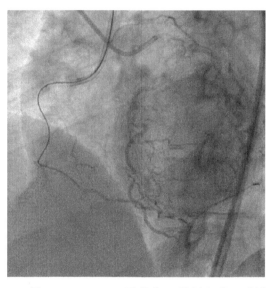

图1-7　Fielder XT导丝送至后侧支远段，对侧造影证实在血管真腔

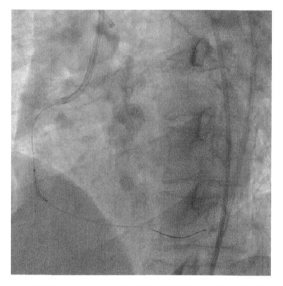

图1-8　Corsair微导管交换Sion Blue导丝，Emerge 2.0mm×20mm球囊6～12atm预扩张右冠状动脉闭塞段

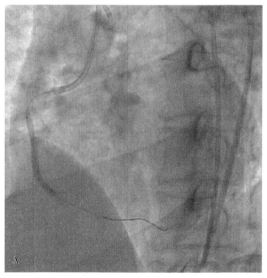

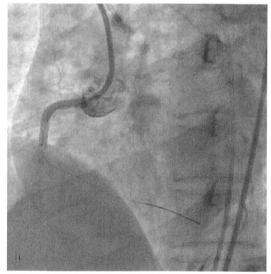

图1-9　Alpha 2.75mm×29mm支架送至右冠状动脉中段9atm释放，Alpha 3.5mm×34mm支架送至右冠状动脉开口至近段12atm释放

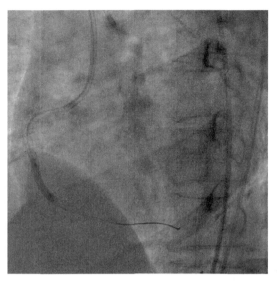

图1-10　Quantum NC 3.0mm×15mm球囊
12～24atm、Quantum NC 35mm×15mm球囊
20atm后扩张右冠状动脉支架

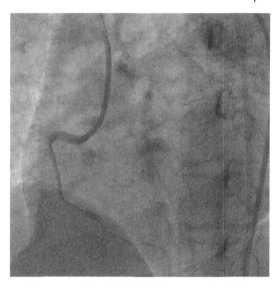

图1-11　支架以远严重狭窄，TIMI血流1级

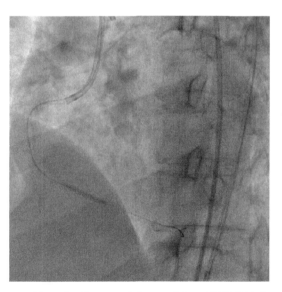

图1-12　Emerge 2.0mm×20mm球囊扩张右
冠状动脉远段及后降支开口

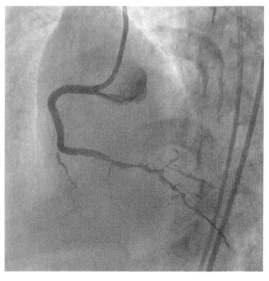

图1-13　右冠状动脉远段夹层

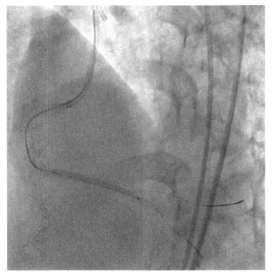

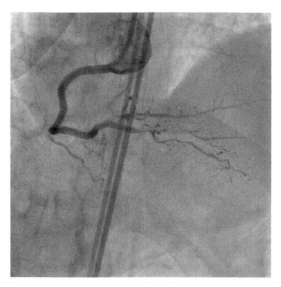

图1-14　Premier 2.25mm×32mm支架右冠状动脉远段至后降支开口8atm释放。Quantum NC 2.5mm×15mm球囊12～20atm、Quantum NC 3.0mm×15mm球囊16atm、Quantum NC 3.5mm×15mm球囊16atm后扩张右冠状动脉支架

图1-15　术后

　　患者冠状动脉三支病变，前降支、回旋支高度狭窄，血管走行迂曲，右冠状动脉慢性完全闭塞（CTO）病变，考虑患者缺血症状可能与右冠状动脉侧支循环改变有关，但介入策略上应首先处理受血血管，所以拟先开通右冠状动脉闭塞病变，择期处理左冠状动脉。对于存在侧支循环的CTO病变，对侧造影能够提供闭塞远段血管走行，对指引导丝走向及提高开通闭塞血管病变的成功率举足轻重。另外患者右冠状动脉主要通过间隔支接收左冠状动脉侧支循环，倘若正向开通病变不顺利，适时转换策略启动逆向路径也是一种备选方案，可提高介入成功的概率（双侧股动脉，7F JL3.5指引导管）。

　　【专家点评】

　　患者为老年女性，缺血症状典型，冠脉造影提示三支病变，右冠状动脉CTO。患者双侧桡动脉搏动未触及，采用股动脉入路，选择该入路方式的同时增加了CTO等复杂冠状动脉病变手术成功的筹码。

　　对于慢性闭塞或者纡曲难以通过的复杂病变，选择强有力支撑的指引导管非常重要，该病例跳出了定势思维，没有选择MAC、AL等指引导管，而是依据右冠状动脉解剖和病变特点选择了7F JL3.5指引导管，是介入手术思路和器械选择的亮点。JL指引导管较JR指引导管弯形更大，对侧指动脉壁贴合更好，能提供更好的支撑；JL指引导管钩挂右冠状动脉开口时常需要导丝的辅助，另外第2弯变形较大，待导管到位后第2弯逐渐恢复，进一步增加了支撑力。但相较JR系列指引导管，JL指引导管不易钩挂到位，且容易损伤右冠状动脉开口。

　　术者在手术初始阶段即启动对侧造影，为开通病变做了充分准备。对侧造影可以评估闭塞病变的长短，指引导丝前进的方向，验证导丝通过闭塞段后是否走行于真腔，是提高手术成功率的关键环节。介入术中冠状动脉内压力检测非常重要。但笔者要说的是，对于右冠状动脉近段CTO病变，在分支很少或没有分支的情况下，以及不会出现严重缺血的情形，可以不必过多关注。

在CTO病变的处理过程中，由于斑块负荷严重或病变部位严重钙化，导丝通过后，球囊及支架可能无法通过病变部位。遇此情况时，可以选择尝试通过性能较好的微导管向前推进，如该病例中使用了可旋转的Corsair微导管。另外，也可尝试使用"掘进技术"，即用较长的小球囊进入CTO部位扩张逐步推进，再更换大号球囊进行开通。但是这也对介入器械的通过性能提出了更高的要求。临床实践中的每一个CTO都不尽相同，有其各自的难点与技术要点；介入干预前应根据造影结果预先制订手术策略及考虑可能用到的技术路线。但CTO-PCI过程中常会出现让临床医师意想不到的状况和难点，这时采取何种方式和策略去化解，是值得术者思考和提高的地方。

（天津医科大学总医院　术　者：梁春坡

指　导：王　清）

病例2. 旋磨切割二重奏，纵遇顽石又如何

【病例介绍】

患者，男性，77岁。主因"胸闷2周"入院。入院前2周患者无明显诱因出现胸闷，为心前区紧缩感，休息后症状持续5～6分钟可自行缓解，就诊于我院，行冠状动脉CT示左主干未见狭窄，前降支近中段可见钙化性斑块，管腔重度狭窄，回旋支未见狭窄，右冠状动脉近段可见混合型斑块，管腔中度狭窄，给予抗血小板、调脂、扩血管等药物治疗，建议在心内科进一步行冠状动脉造影以明确冠状动脉情况。患者为求进一步诊治收入我科。

既往史：高血压病史5年，否认糖尿病、陈旧性脑梗死病史，否认烟酒史。

入院体格检查：T 36.5℃，P 86次/分，R 18次/分，BP 162/96mmHg。神清语利，双肺呼吸音粗，未闻及干、湿啰音。HR 86次/分，心音可，律齐，各瓣膜听诊区未闻及杂音。腹软、无压痛，双下肢不肿。

【入院心电图】（图2-1）

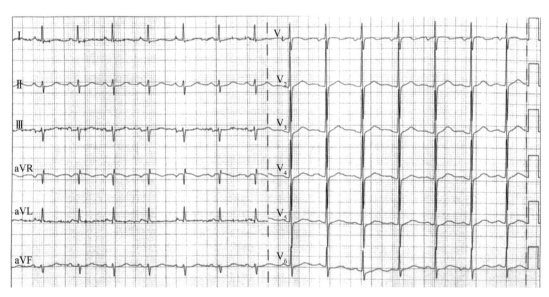

图2-1 入院心电图

【入院UCG】

AO 32mm，LA 29mm，LV 52mm，RA 35mm，RV 26mm，IVS 11mm，LVPW 11mm，EF 64%，二尖瓣轻度反流，左心室舒张功能下降。

【化验检查】

血尿便常规、肝肾功能电解质、凝血功能、游离甲状腺功能均未见明显异常，总胆固醇5.86mmol/L，三酰甘油2.24mmol/L，LDL-C 3.68mmol/L。

【诊断】

①冠状动脉性心脏病，不稳定型心绞痛，心功能 I 级（NYHA分级）；②高血压2级（很高危）。

【缺血及出血评分】

GRACE评分101分，CRUSADE评分23分。

【药物治疗】

阿司匹林100mg每日1次，替格瑞洛90mg每12小时1次，瑞舒伐他汀10mg每晚睡前1次，单硝酸异山梨酯片20mg每日2次，琥珀酸美托洛尔缓释片47.5mg每日1次，苯磺酸左旋氨氯地平片5mg每日1次，雷贝拉唑钠肠溶片10mg每日1次。

下一步行冠状动脉造影检查，明确冠状动脉血管情况，视情况行血运重建。

【冠状动脉介入影像】（图2-2～图2-7）

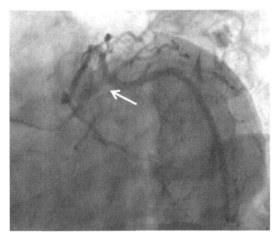

图2-2　LAO45°＋CAU30°。左主干末端狭窄50%；前降支开口狭窄50%

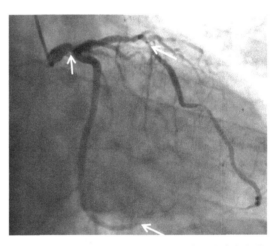

图2-3　RAO30°＋CAU30°。前降支中段钙化伴狭窄80%；回旋支远段狭窄95%

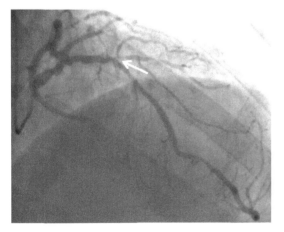

图2-4　RAO30°＋CRA30°。前降支中段钙化伴狭窄80%，分叉病变，Medina1，1，1型。分支管径2.0mm，开口狭窄90%伴钙化

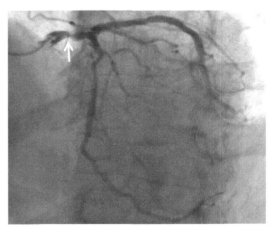

图2-5　LAO30°＋CRA30°

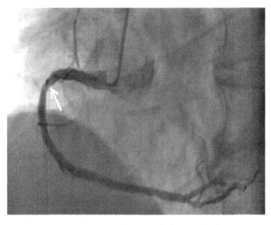

图2-6 LAO45°。右冠状动脉近段狭窄60%

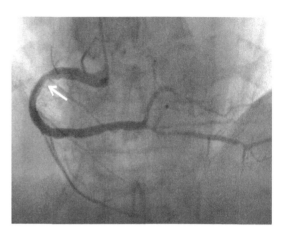

图2-7 AP＋CRA30°

　　左主干末端狭窄50%。前降支开口狭窄50%，中段钙化伴狭窄80%，分叉病变，Medina1，1，1型。分支管径2.0mm，开口狭窄90%伴钙化。回旋支远段狭窄95%。右冠状动脉近段狭窄60%。

【治疗策略】

　　依据冠状动脉造影结果，患者冠状动脉左主干病变，SYNTAX评分21分，患者无糖尿病，既可以行PCI治疗，也可以行CABG治疗。经与患者协商，患者要求行PCI治疗。拟行左主干-前降支PCI（图2-8～图2-16）。首先，经右桡动脉路径。

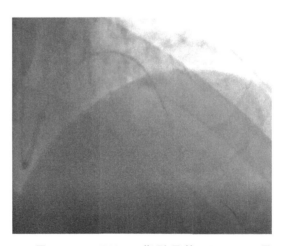

图2-8 7F EBU3.75指引导管，Sion Blue导丝送至前降支远端

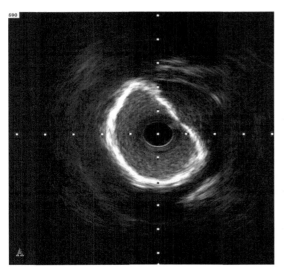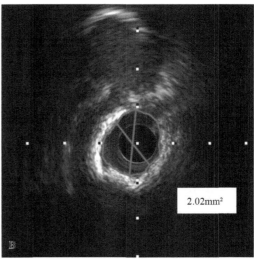

图2-9　IVUS显示中段分叉处钙化360°,最小管腔面积2.02mm²,对角支开口钙化

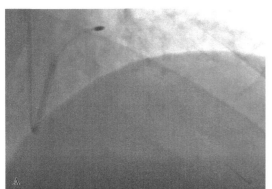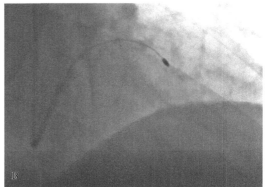

图2-10　1.75mm旋磨头行前降支旋磨术

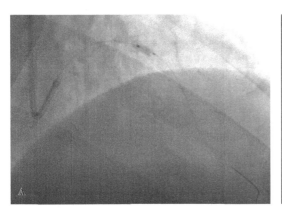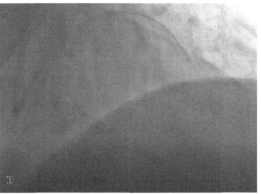

图2-11　Flextome 3.0mm×6mm球囊切割扩张前降支中段狭窄处,10atm×5s×3次。复查IVUS前降支钙化未见

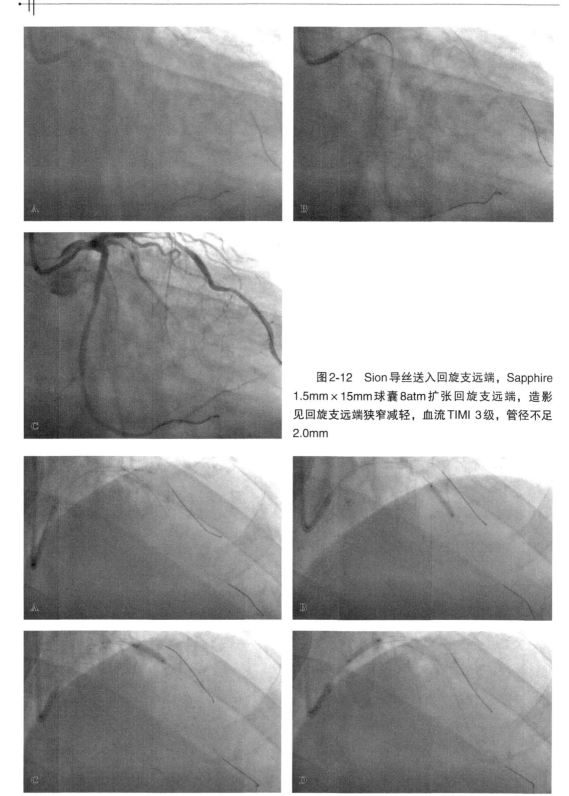

图2-12　Sion导丝送入回旋支远端，Sapphire 1.5mm×15mm球囊8atm扩张回旋支远端，造影见回旋支远端狭窄减轻，血流TIMI 3级，管径不足 2.0mm

图2-13　Sion导丝送入对角支，Sapphire 1.5mm×15mm球囊12atm预扩张对角支开口和近端狭窄，Sapphire NC 2.5mm×15mm球囊12～16atm预扩张前降支中段至左主干

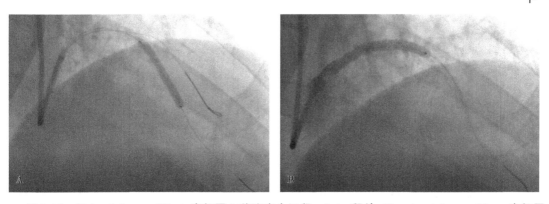

图2-14　Alpha 3.5mm×29mm支架置入前降支中远段，9atm释放；Premier 4.0mm×38mm支架置入前降支中段至左主干，14atm释放

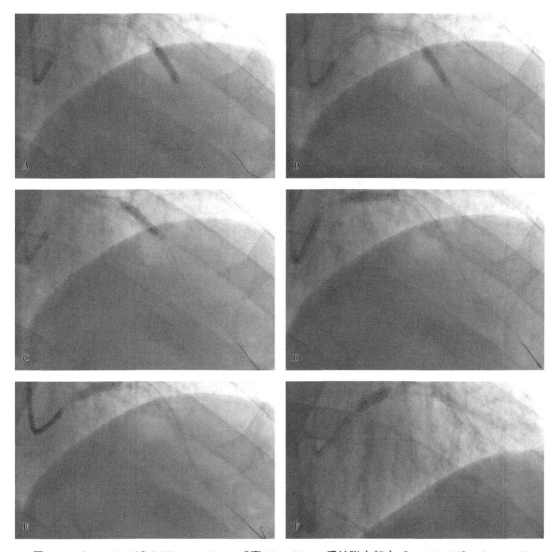

图2-15　Sapphire NC 3.75mm×15mm球囊16～20atm后扩张支架内，Sapphire NC 4.0mm×15mm球囊12～20atm后扩张近端支架内，Quantum 5.0mm×8mm球囊POT扩张左主干内支架

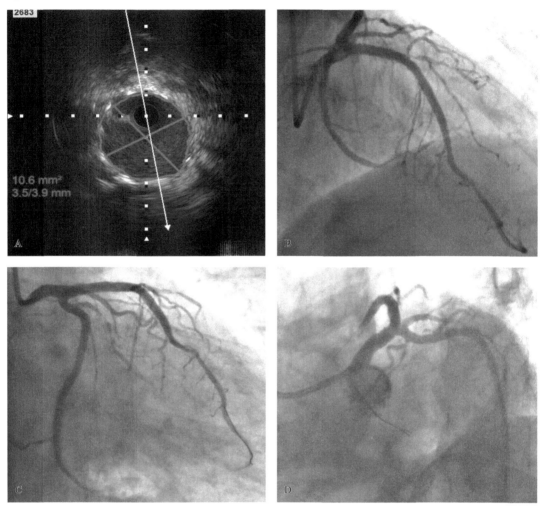

图2-16　复查IVUS，支架膨胀贴壁良好；多角度造影显示支架膨胀良好，无夹层撕裂或穿孔，前降支、对角支、回旋支血流TIMI 3级

【专家点评】

　　患者入院后的GRACE评分为低危（101分），CRUSADE评分为低危（23分），考虑缺血风险和出血风险低。冠状动脉造影提示左主干合并前降支病变，SYNTAX评分低（21分），且患者不合并糖尿病，根据《2018 ESC/EACTS心肌血运重建指南》，患者既可以行CABG进行血运重建，也可以选择PCI完成血运重建，二者各有利弊，均为ⅠA类推荐。权衡利弊后，决定行PCI进行血运重建。患者左主干末端病变，且回旋支开口未受累，决定采用Cross-over技术，拟行左主干－前降支（LM-LAD）PCI，若影响回旋支开口，则采用Kissing技术或Provisional支架。

　　考虑到患者前降支严重钙化，可能需要旋磨，为更大的旋磨头提供足够的空间，以及有助于在旋磨中提供更好的支撑力，因此选择了7F EBU3.75指引导管，腔内影像学技术评估钙化病变时，血管内超声（IVUS）的敏感度和特异度高，可实现定性和定量测定。该病例行IVUS检查示前降支中段分叉处钙化360°，最小管腔面积2.02mm²，对角支开口钙化，旋磨指征明确。旋磨的主要作用是改变钙化斑块的物理特性，为球囊扩张和支架释放准备血管条件。重度钙化病变患者使用旋磨后，即刻血管直径和管腔面积明显增加，置入支架后的残余狭窄也更少，同时，手术成功率大幅提高。在钙化病变的介入治疗中，旋磨既可以作为首选治疗策略，也可以作为球囊扩张失败后的次选方法。回顾性研究发现，将旋磨治疗作为首选策略，可以减少手术时间（平均19分钟）、透视时间（平均18分钟）和对比剂用量（平均70ml）。在口部和分叉病变中，旋磨处理可以减少斑块偏移和边支闭塞。磨头尺寸选择上，推荐使用的最大旋磨头尺寸与冠状动脉直径比为0.4～0.6。直径＜3mm的血管可选用1.5mm的旋磨头，直径＞3mm的血管可以自1.75mm的旋磨头开始旋磨。

在该病例中，我们通过旋磨联合切割球囊来处理前降支严重钙化的病变，旋磨可以消蚀表浅钙化，进一步采用切割球囊可以改变钙化弧度，易于支架膨胀；使非钙化部分扩张，增加管腔面积，并促使钙化断裂。有研究证实，旋磨联合切割球囊较旋磨联合普通球囊可明显增加支架置入后的管腔直径，最终有利于支架的置入。

最终，造影和IVUS均未发现支架的纵向压缩变形，回旋支开口未受累，使用POT技术，确保左主干支架贴壁良好。

（天津医科大学总医院　术　者：黄进勇

指　导：陈　俊）

参 考 文 献

［1］Sharma SK，Tomey MI，Teirstein PS，North American Expert Review of Rotational Atherectomy．Circ Cardiovasc Interv，2019，12（5）：e007448．

［2］Amemiya K，Yamamoto M H，Maehara A，et al．Effect of cutting balloon after rotational atherectomy in severely calcified coronary artery lesions as assessed by optical coherence tomography．Catheter Cardiovasc Interv，2019，94（7）：936-944．

病例3. 腔内影像指导左主干介入治疗

【病例介绍】

患者，男性，65岁。主因"胸痛1年，加重1天"入院。于入院前1天，患者休息时出现心前区疼痛，面积约自身半个手掌大小，疼痛呈压榨感，伴大汗，症状持续不缓解，就诊于我院急诊科。查心电图和心肌酶不除外急性心肌梗死，建议在心内科进一步住院行冠状动脉造影以明确冠状动脉情况。患者为求进一步诊治收入我科。

既往史：陈旧性脑梗死病史4年，否认糖尿病、高血压病史，吸烟史50年。

入院体格检查：T 36.5℃，P 73次/分，R 18次/分，BP 117/87mmHg。神清语利，双肺呼吸音粗，未闻及干、湿啰音。HR 73次/分，心音可，律齐，各瓣膜听诊区未闻及杂音。腹软无压痛，双下肢不肿。

【入院心电图】（图3-1）

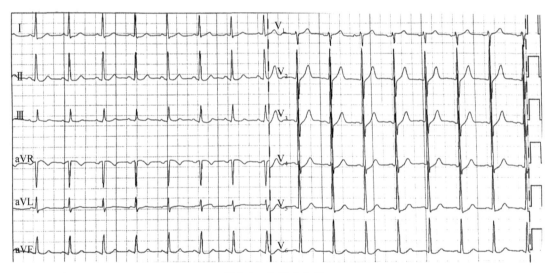

图3-1　入院心电图

【入院UCG】

LA 37mm，LV 50mm，RA 35mm，RV 30mm，IVS 10mm，LVPW 10mm，EF 46%，左室壁节段性运动障碍，二尖瓣、三尖瓣轻度反流，左室收缩舒张功能下降。

【化验检查】

血尿便常规、肝肾功能、电解质、凝血功能、游离甲状腺功能均未见明显异常，TNT 0.267ng/ml，总胆固醇4.37mmol/L，三酰甘油1.68mmol/L，LDL-C 2.77mmol/L。

【诊断】

①冠状动脉性心脏病，急性非ST段抬高型心肌梗死，心功能Ⅰ级（Killip分级）；②陈

旧性脑梗死。

【缺血及出血评分】

GRACE评分159分，CRUSADE评分21分。

【药物治疗】

阿司匹林100mg每日1次，替格瑞洛90mg每12小时1次，瑞舒伐他汀10mg每晚1次，单硝酸异山梨酯片20mg每日2次，琥珀酸美托洛尔缓释片47.5mg每日1次，雷贝拉唑钠肠溶片10mg每晚1次。

【冠状动脉介入影像】（图3-2～图3-7）

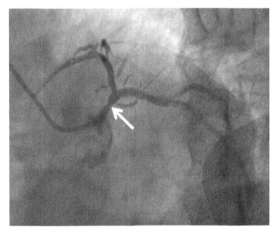

图3-2　LAO45°＋CAU30°。左主干体部狭窄90%

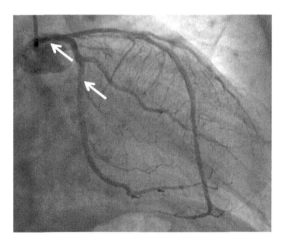

图3-3　RAO30°＋CAU30°。回旋支近中段狭窄约60%

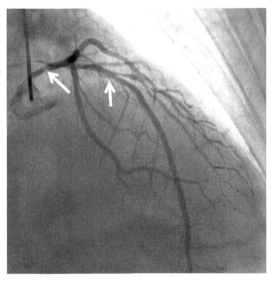

图3-4　RAO30°＋CRA30°。前降支近端狭窄70%，对角支开口狭窄80%

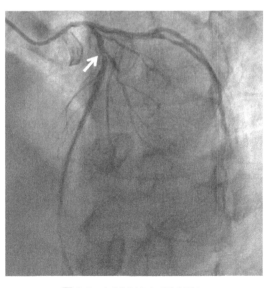

图3-5　LAO30°＋CRA30°

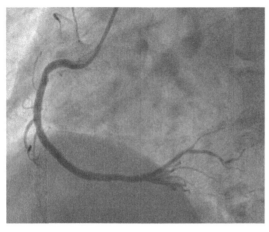

图3-6　LAO45°

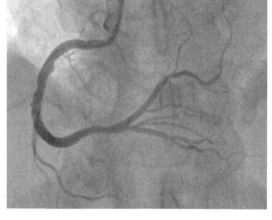

图3-7　AP＋CRA30°

左主干体部狭窄90%。前降支近端狭窄70%，对角支开口狭窄80%。回旋支近中段狭窄约60%。右冠状动脉管壁不规则。

【治疗策略】（图3-8～图3-14）

依据冠状动脉造影结果，患者冠状动脉左主干病变，SYNTAX评分15分，患者无糖尿病病史，既可以行PCI治疗也可以行CABG治疗。经与患者协商，患者要求行PCI治疗。拟行左主干-前降支PCI。

首先，经右股动脉路径，6F JR4.0指引导管，一条Runthrough NS导丝送至前降支远端。

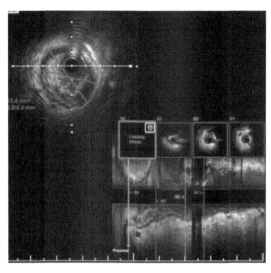

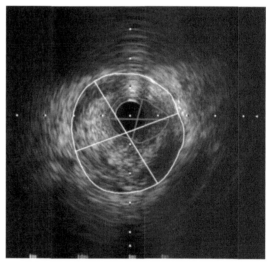

图3-8　行IVUS检查示左主干、前降支弥漫病变，左主干最小管腔面积2.32 mm^2

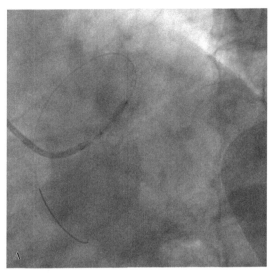
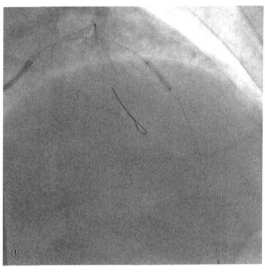

图 3-9 Sapphire 2.5mm×15mm球囊6～10atm扩张左主干及前降支近中段病变

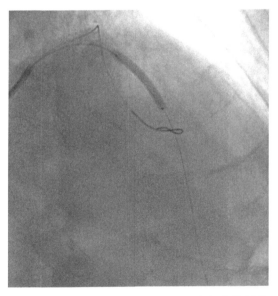
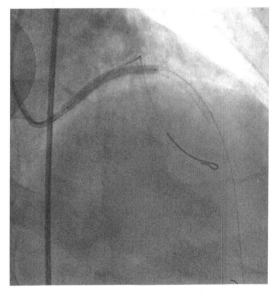

图 3-10 Alpha 3.0mm×24mm支架定位于前降支近中段病变，12atm释放，回退支架球囊以10atm扩张左主干及前降支近端

图 3-11 Alpha 3.5mm×34mm支架定位于左主干及前降支近段，覆盖前降支开口并与前支架重叠，精确定位以16atm释放

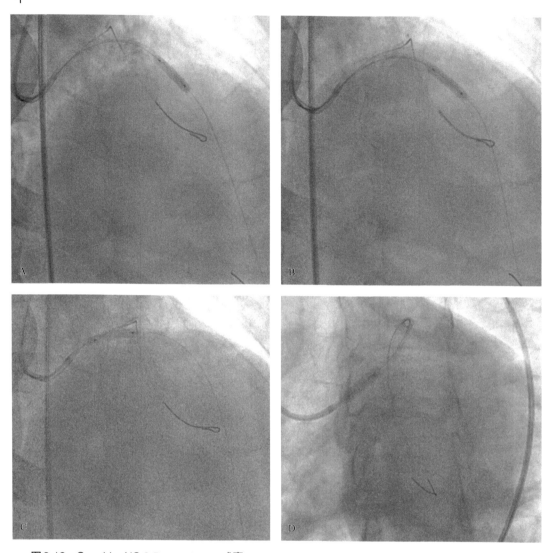

图3-12　Sapphire NC 3.5mm×15mm球囊12～18atm、Sapphire NC 4.0mm×12mm球囊12～18atm
行支架内后扩张

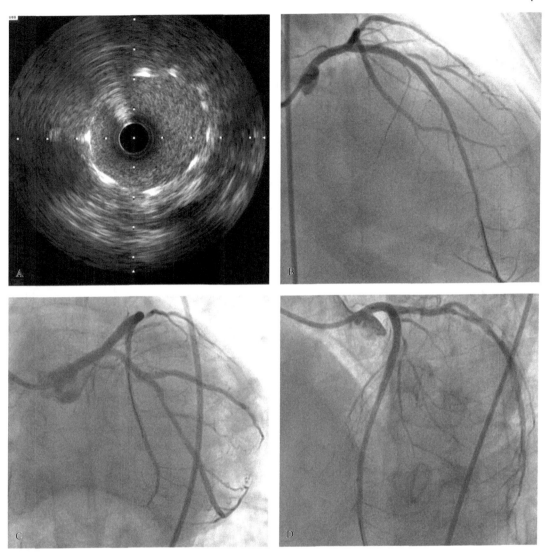

图3-13　复查IVUS，支架扩张良好，边缘无撕裂夹层；多角度造影显示支架膨胀良好，无夹层撕裂或穿孔，主支及分支血流TIMI 3级

【专家点评】

患者为老年男性，主因"胸痛1年，加重1天"入院，既往有陈旧性脑梗死病史，入院后查肌钙蛋白升高，心电图及超声心动图均提示心肌缺血，考虑为急性非ST段抬高型心肌梗死（NSTEMI），GRACE评分159分，根据非ST段抬高型急性冠脉综合征（NSTE-ACS）危险分层，定为高危患者。根据国内外NSTE-ACS指南和专家共识，推荐24小时内进行冠状动脉造影评估及介入干预。2016版我国最新NSTE-ACS指南里首次提出，不宜在3小时内对一般高危患者进行介入治疗。高危患者24小时内行介入治疗仍存在争议。RIDDLE-NSTEMI研究显示，越早对稳定非ST段抬高型心肌梗死患者进行介入治疗，患者的获益就会越大。研究发现，非ST段抬高型心肌梗死高危患者，极早期（≤12小时）行冠状动脉造影检查较早期（12～24小时）风险（死亡和心肌梗死）降低24%，较延期（＞24小时）风

险降低29%。《柳叶刀》发表了一项荟萃分析,评估了介入时机对患者预后的影响,结果发现,早期介入并未明显降低死亡率,仅对部分高危患者产生生存获益。总的来说,对于高危NSTE-ACS患者,早期介入治疗获益更大,但具体时机需要更多的临床证据来支持。

该病例依据冠状动脉造影结果,患者冠状动脉左主干合并前降支病变,SYNTAX评分15分,患者无糖尿病病史,根据《2018 ESC/EACTS心肌血运重建指南》,CABG或PCI完成血运重建,均为ⅠA类推荐。权衡利弊后,决定行PCI术进行血运重建。患者左主干合并前降支病变,且回旋支开口未受累,决定采用Cross-over技术,拟行左主干-前降支(LM-LAD)PCI术。

在该病例中,IVUS对明确前降支开口病变提供了一定的帮助。在临床实践中,大部分前降支开口病变的斑块会从前降支口部蔓延到左主干。因此,在制定治疗策略过程中,有IVUS指导,能为手术的成功保驾护航。通过IVUS评价左主干及前降支病变性质能够为手术策略的制定提供丰富的信息,对支架大小和长度以及支架的着陆点提供重要的帮助。

最后,造影和IVUS均未发现支架的纵向压缩变形,并使用了近端优化技术(POT),确保左主干支架贴壁良好。总而言之,腔内影像学对整个治疗策略、手术过程及预后都有很大帮助。

(天津医科大学总医院　术　者:黄进勇
指　导:陈　俊)

病例4. 冠脉纤曲准通过，未雨绸缪胜算多

【病例介绍】

患者，男性，64岁。主因"胸痛1周，加重3天"入院。患者于入院前1周平地行走约500m后出现胸痛，以胸骨后及心前区为著，伴胸闷、大汗、双上肢酸痛，不伴后背痛、恶心、呕吐、头晕、咳嗽、咳痰、晕厥及意识丧失，休息约20分钟后症状缓解。症状间断发作，多于平地行走200m或擦地时出现，性质、部位同前，休息10余分钟可缓解。患者曾就诊于外院，行心电图、心脏超声检查后考虑"冠心病"，予以抗血小板、扩冠状动脉、调脂等药物治疗后症状未完全缓解。患者为求进一步诊治收入我科。

既往史：高血压病史，吸烟史。

入院体格检查：T 36.5℃，P 76次/分，R 20次/分，BP 145/78mmHg。神清，双肺呼吸音粗，未闻及干、湿啰音。心律齐，各瓣膜听诊区未闻及病理性杂音。腹软，无压痛、反跳痛、肌紧张。双下肢无水肿。

【入院心电图】（图4-1）

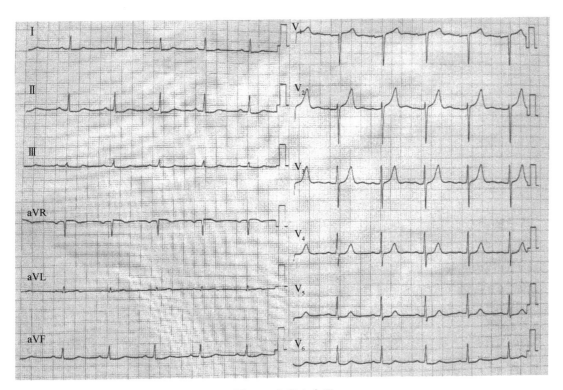

图4-1 入院心电图

【入院UCG】（图4-2）

主动脉窦径 35mm	主肺动脉径 24mm	二尖瓣结构：正常✓ 异常 主动脉瓣结构：正常 异常✓
左房前后径 45mm	左室舒末径 56mm	三尖瓣结构：正常✓ 异常 肺动脉瓣结构：正常 异常
左房径 40mm	右室径 33mm	房间隔连续性：正常✓ 中断 mm 部位
室间隔厚度 12mm	左室后壁厚度 12mm	室间隔连续性：正常✓ 中断 mm 部位
室间隔与左室后壁运动呈：逆向✓ 同向 混合向		心包：正常✓ 增厚 积液

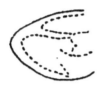

多 普 勒	二尖瓣		三尖瓣		主动脉瓣		肺动脉瓣		分流血流		
	收缩期	舒张期	收缩期	舒张期	收缩期	舒张期	收缩期	舒张期	心房	心室	动脉
峰值速度（m/s）	4.0	0.8	2.3	0.5	1.4	3.5	0.9				
流束宽度（mm）											
反流程度	轻	/	轻	/	/	轻	/	/	/	/	/
心 功 能	左室射血分数：52%				二尖瓣血流E/A： 1.0 TO2＜1						

ID：左心增大，右室呈对称性增厚，左室下壁运动减弱

CDF2：MR、TR、AR

超声提示：

    左心增大

    左室壁对称性增厚

    左室至节段性运动障碍

    二尖瓣、三尖瓣、主动脉瓣反流（轻度）

    左室收缩、舒张功能下降

图4-2 超声检查

【化验检查】

肝肾功能、血常规未见明显异常，总胆固醇4.30 mmol/L，三酰甘油1.09 mmol/L，LDL-C 2.77 mmol/L。

【诊断】

①冠状动脉性心脏病，不稳定型心绞痛，心功能Ⅱ级（NYHA分级）；②高血压2级（极高危）。

【缺血及出血评分】

GEACE评分93分，CRUSADE评分2分。

【药物治疗】

阿司匹林 100mg每日1次，氯吡格雷75mg每日1次，瑞舒伐他汀10mg每晚1次，单硝酸异山梨酯片20mg每日2次，琥珀酸美托洛尔片23.75mg每日1次。

【病例介入指征分析】

　　患者为中老年男性，有高血压、吸烟等冠心病危险因素，因典型的劳力性心绞痛症状入院。入院后给予强化抗血小板、扩冠状动脉、调脂、稳定斑块、降低心肌耗氧等治疗。下一步行冠状动脉造影检查，以明确冠状动脉血管情况，必要时行介入治疗。

【冠状动脉介入影像】（图4-3～图4-14）

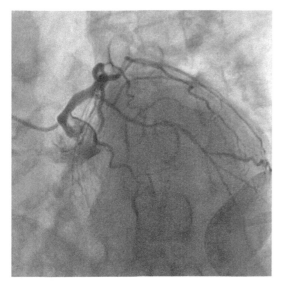

图4-3　LAO45°＋CAU30°

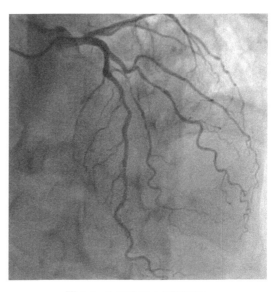

图4-4　LAO30°＋CRA30°

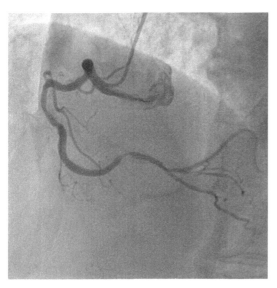

图4-5　LAO40°

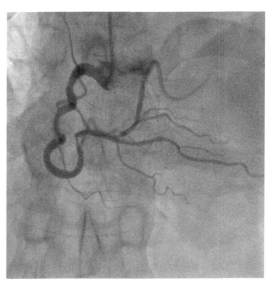

图4-6　AP＋CRA30°

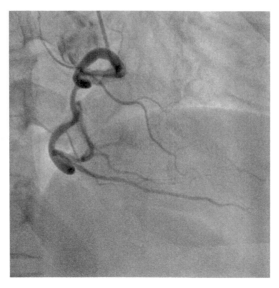

图4-7　RAO30°

右冠状动脉优势型，左主干未见狭窄，前降支中段狭窄60%伴钙化，回旋支细小，远段狭窄50%。右冠状动脉严重纤曲伴钙化，中段狭窄50%，远段狭窄90%。

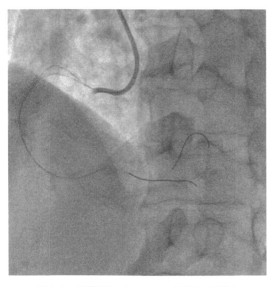

图4-8　两条Runthrough NS增加支撑力

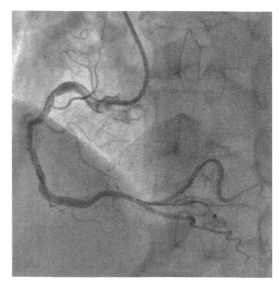

图4-9　预扩张后

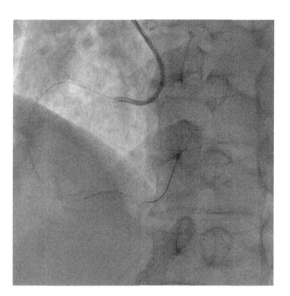

图4-10　Alpha 2.5mm×15mm支架定位

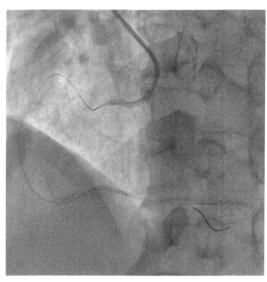

图4-11　Alpha 2.5mm×15mm支架释放

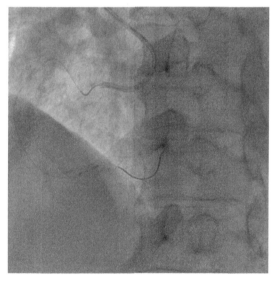

图4-12　Sapphire NC 2.5mm×10mm球囊后扩张（1）

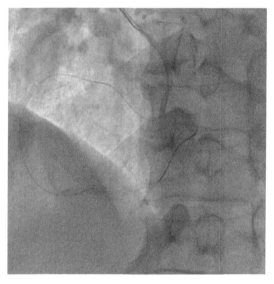

图4-13　Sapphire NC 2.5mm×10mm球囊后扩张（2）

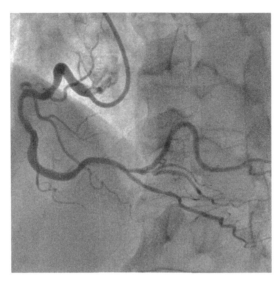

图4-14　最后结果

【治疗策略】

依据冠状动脉造影结果，患者右冠状动脉高度狭窄，拟行PCI治疗。右冠状动脉造影显示右冠状动脉严重纤曲，为增加手术成功概率，选用较强支撑力的6F SAL1.0指引导管，工作导丝选用Runthrough NS。

首先，送Runthrough NS导丝到后侧支远段，以Conqueror 2.5mm×15mm球囊以10～14atm预扩张。球囊通过困难，送另一条Runthrough NS导丝至右冠状动脉远段增加支撑力。

【专家点评】

患者有2个月劳力性心绞痛病史，冠状动脉造影提示右冠状动脉高度狭窄，但有严重纤曲伴钙化。

对于弯曲成角的病变，尤其在右冠状动脉的病变，在决策之前，一般考虑以下几个方面：①手术入路，目前只要造影顺利，90%以上的病例都可以通过桡动脉入路完成，只有遇到难度很大的病变，需要更强支撑或双支架术式等可能会采用股动脉入路；②选择支撑力好的指引导管；③预计器械通过会比较困难，可考虑双导丝技术、球囊锚定技术、子母导管、延长导管等，以利于球囊及支架的通过；④选择推送性及顺应性好的球囊及支架；⑤避免手术并发症如冠状动脉穿孔、破裂、夹层，支架脱载、断裂、贴壁不良的发生。

本例选择操控性较好的6F SAL1.0指引导管，并在术中采用双导丝技术，选用了长度较短的球囊及ALPHA支架，术后也对右冠状动脉近中段进行了充分评估。

（天津医科大学总医院　术　者：孟新民

指　导：于向东）

参 考 文 献

[1] Aktürk E，Kurtoğlu E，Ermiş N，et al. Comparision of pain levels of transradial versus transfemoral coronary catheterization：a prospective and randomized study. Anadolu Kardiyol Derg，2014，14（2）：140-146.

[2] Brueck M，Bandorski D，Kramer W，et al. A randomized comparison of transradial versus transfemoral approach for coronary angiography and angioplasty. JACC Cardiovasc Interv，2009，2（11）：1047-1054.

病例5. 分叉病变实战

【病例介绍】

患者，女性，74岁。主因"胸闷1年余，加重1个月"入院。患者于入院前1年余活动时出现胸闷，活动量为平底行走200～300m或爬3层楼，伴咽部紧缩感、呼吸困难，不伴大汗、恶心、呕吐、腹痛、腹泻、头晕、晕厥、意识丧失，持续10～15分钟，休息或含服硝酸甘油5～10分钟症状缓解，曾就诊于外院，予"阿司匹林、阿托伐他汀、单硝酸异山梨酯"等药物治疗，症状减轻，入院前1个月，患者症状加重，平地行走约30m或上1层楼即可发作，每次发作时间延长，约20分钟。患者为求进一步诊治收入我科。

既往史：高血压病史，糖尿病病史。

入院体格检查：T 36.5 ℃，P 70次/分，R 20次/分，BP 176/86 mmHg。神清，双肺呼吸音粗，未闻及干、湿啰音。HR 76次/分，律齐，各瓣膜听诊区未闻及病理性杂音。腹软，无压痛、反跳痛、肌紧张。双下肢无水肿。

【入院心电图】（图5-1）

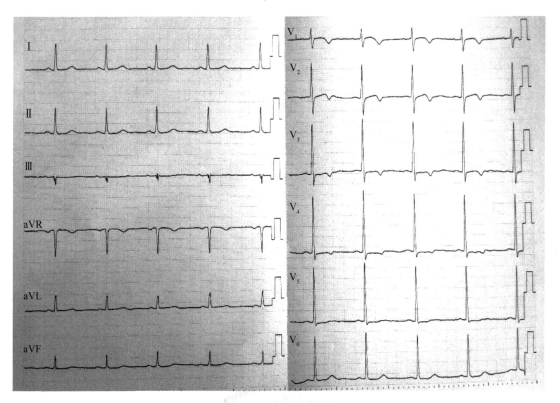

图5-1 入院心电图

【入院UCG】（图5-2）

2-D及M型		Doppler	收缩期	舒张期
主动脉窦径 29mm	主肺动脉径 21mm	二尖瓣	449cm/s	110cm/s
左房前后径 39mm	左室舒末径 43mm	三尖瓣	251cm/s	68cm/s
右房左右径 31mm	右室左右径 27mm	主动脉瓣	148cm/s	
室间隔厚度 10mm	运动幅度 8mm	肺动脉瓣	109cm/s	
左室后壁厚度 10mm	运动幅度 10mm	肺动脉压力	25mmHg	
心功能检查：	左室射血分数（EF）:0.64	二尖瓣血流E/A:0.8		组织多普勒Ea/Aa：

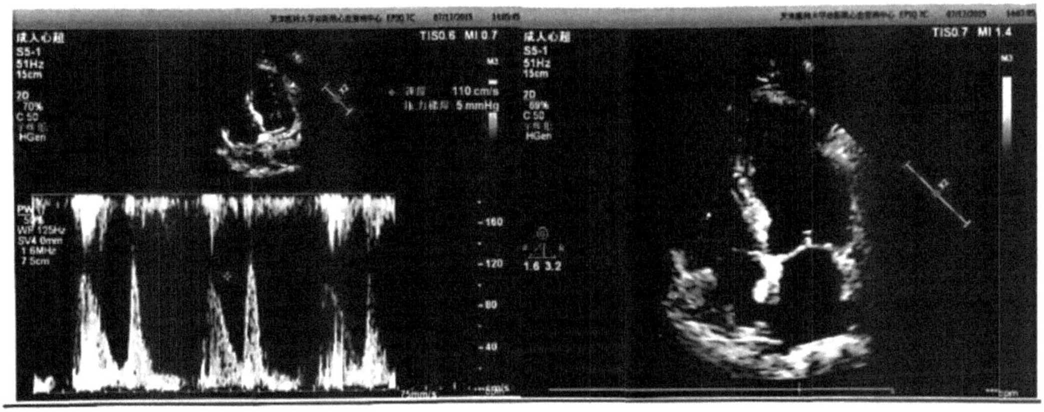

超声所见：主动脉窦内径正常；左房增大，余各腔室内径正常；左、右室壁厚度及运动正常；房间隔及室间隔完整；二尖瓣后叶瓣环回声增强，二尖瓣、三尖瓣可见少量反流信号，为中心性；心包未见明显异常

超声提示：左房增大，二尖瓣后叶瓣环钙化，二尖瓣、三尖瓣反流（轻度）；左室舒张功能改变，请结合临床

图5-2 超声检查

【化验检查】

肝肾功能、血常规未见明显异常，总胆固醇5.35 mmol/L，三酰甘油1.82 mmol/L，LDL-C 3.22 mmol/L。

【诊断】

①冠状动脉性心脏病，不稳定型心绞痛，心功能Ⅱ级（NYHA分级）；②高血压3级（极高危）；③2型糖尿病。

【缺血及出血评分】

GEACE评分96分，CRUSADE评分19分。

【药物治疗】

阿司匹林 100mg 每日1次，氯吡格雷 75mg 每日1次，阿托伐他汀 20mg 每晚1次，单硝酸异山梨酯片 20mg 每日2次，琥珀酸美托洛尔片 23.75mg 每日1次。

【病例介入指征分析】

患者为老年女性，有高血压、糖尿病等冠心病危险因素，有1年典型的劳力性心绞痛症状，近1个月加重。入院后给予强化抗血小板、扩冠状动脉、调脂、稳定斑块、降低心肌耗氧等治疗。下一步行冠状动脉造影检查，明确冠状动脉血管情况，必要时行介入治疗。

【冠状动脉介入影像】（图5-3～图5-8）

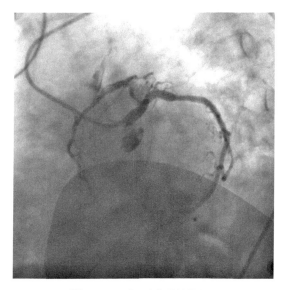
图5-3　LAO45°＋CAU30°

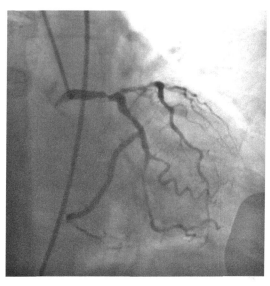
图5-4　RAO30°＋CAU30°

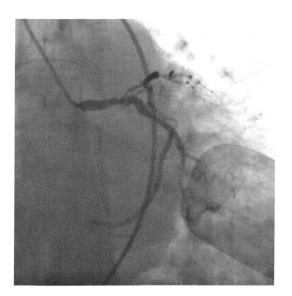
图5-5　AP＋CAU30°

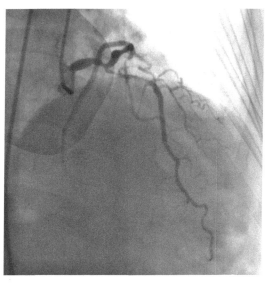
图5-6　RAO30°＋CRA30°

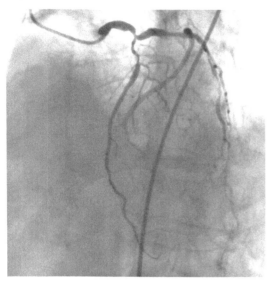

图5-7　AP＋CRA30°

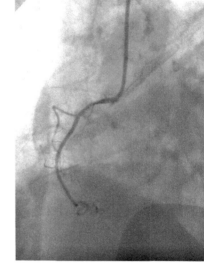

图5-8　LAO30°

左冠状动脉优势型，左主干末端狭窄90%，前降支开口至中段弥漫狭窄80%～95%伴纤曲钙化，回旋支开口狭窄50%，OM1弥漫狭窄70%～80%，右冠状动脉细小、近段狭窄50%。

【治疗策略】（图5-9～图5-21）

依据冠状动脉造影结果，拟行左主干-前降支PCI治疗。选用6F EBU3.5指引导管，工作导丝选用Runthrough NS。

首先，送Runthrough NS导丝到前降支远段，送另一条Runthrough NS导丝到回旋支远段，用Conqueror 2.5mm×20mm球囊以12atm预扩张前降支开口及近中段，行IVUS检查可见前降支及左主干末端严重狭窄伴钙化，回旋支开口狭窄50%，遂选择Cross-Over技术。以Sapphire NC 2.5mm×20mm球囊以16atm再次扩张前降支开口及近中段，选择Alpha 3.0mm×24mm支架至前降支近中段，定位准确后以12atm释放支架，选择Alpha 4.0mm×15mm支架至左主干体部-前降支近段，2枚支架重叠，定位准确后以12atm释放支架，以Quantum 3.25mm×15mm（16～18atm）、Quantum 4.0mm×8mm（12～16atm）球囊行支架内后扩张，造影显示回旋支开口狭窄加重，以Conqueror 2.5mm×20mm球囊以10atm扩张回旋支开口，再次Quantum 4.0mm×8mm球囊以12～16atm支架内后扩张，IVUS显示支架膨胀、贴壁良好，回旋支开口狭窄未加重，造影示支架膨胀良好，无残存狭窄，TIMI血流3级。

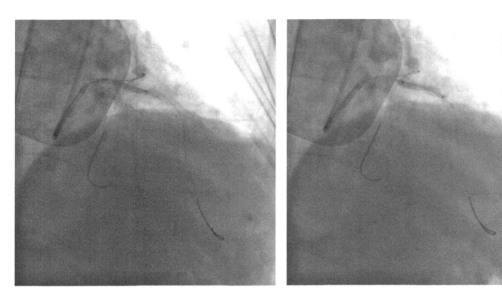

图5-9　Conqueror 2.5mm×20mm球囊以12atm预扩张前降支开口及近中段

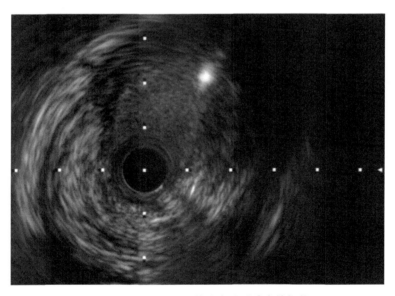

图5-10　IVUS RUN1：前降支严重狭窄伴钙化

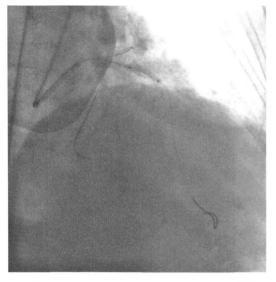

图5-11　Sapphire NC 2.5mm×20mm球囊以16atm再次扩张前降支开口及近中段

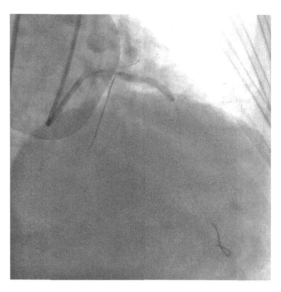

图5-12　Alpha 3.0mm×24mm支架定位于前降支近中段释放

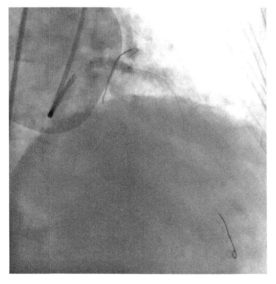

图5-13　Alpha 4.0mm×15mm支架定位于左主干末端-前降支近中段并释放

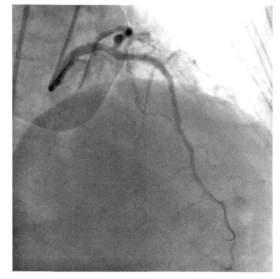

图5-14　支架释放后复查造影

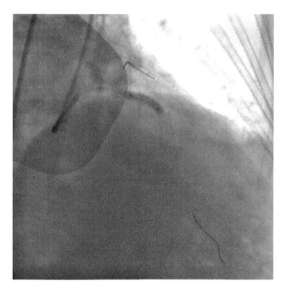

图5-15 Quantum 3.25mm×15mm球囊后扩张

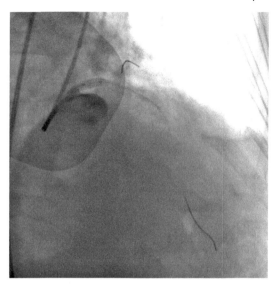

图5-16 Quantum 4.0mm×8mm球囊后扩张

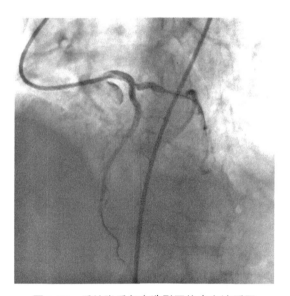

图5-17 后扩张后复查造影回旋支血流受限

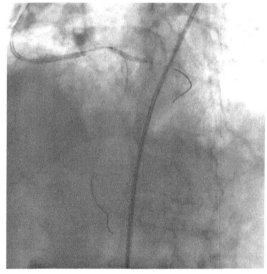

图5-18 Conqueror 2.5mm×20mm球囊扩张回旋支开口

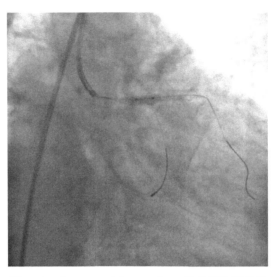

图5-19　Quantum 4.0mm×8mm球囊再次后扩张

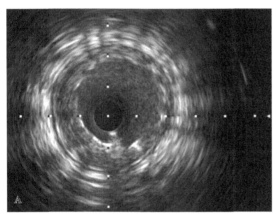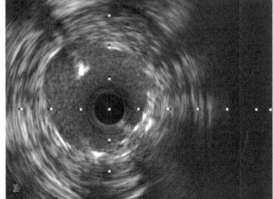

图5-20　IVUS RUN2：支架贴壁、膨胀良好

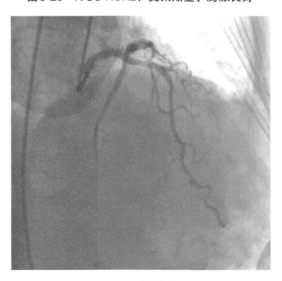

图5-21　最后结果

【专家点评】

冠状动脉分叉病变是指冠状动脉狭窄毗邻和（或）累及重要分支血管的开口。血管分叉处由于血流涡流及切变力的增加，容易发生动脉粥样硬化。而因病变累及主支血管和（或）分支血管的部位不同及不同的狭窄程度，故在临床冠心病的介入诊疗工作中，可以见到不同类型的分叉病变。据ARTS、SYNTAX等研究统计，冠状动脉分叉病变占介入治疗冠状动脉病变的15%～20%，在临床中比较常见。

冠状动脉分叉病变介入治疗有两大主要结果：①保持主支支架通畅；②保证边支血流通畅。在分叉病变治疗的历史上，诞生了很多术式，如Culotte术式、Balloon Crush、DK Crush、mini Crush等技术正被越来越多地应用于临床。除此之外，数据显示在一些改良式中，有77%的冠状动脉分叉病变患者采取的是Provisional术式，目前的术式是在Provisional术式的基础上再做下一步策略的选择，如果边支的血流严重受损或闭塞、并发症等，需要个体化介入处理，或许会选择双支架术式。

置入Provisional T分支支架时，有四大术式可供选择：①Culotte；②Modified T；③TAP；④Inner Crush。

该例患者有典型的劳力性心绞痛症状，近1个月加重，冠状动脉造影证实左主干-前降支高度狭窄伴钙化，回旋支开口狭窄50%，术后造影提示回旋支血流受限，扩张回旋支开口并再次POT后，主支与分支均保持通畅，故遵循KISS原则，未再进一步选择双支架。

（天津医科大学总医院　术　者：孟新民

指　导：于向东）

参 考 文 献

［1］Neumann FJ，Sousa-Uva M，Ahlsson A，et al. 2018 ESC/EACTS Guidelines on myocardial revascularization. Eur Heart J，2019，40（2）：87-165.

［2］Banning AP，Lassen JF，Burzotta F，et al. Percutaneous coronary intervention for obstructive bifurcation lesions：the 14th consensus document from the European Bifurcation Club. EuroIntervention，2019，15（1）：90-98.

病例 6. 慢性闭塞遇上分叉和钙化，难题如何解答

【病例介绍】

患者，男性，71岁。主因"心前区疼痛2年，加重1个月"入院。患者2年前运动或饱餐后出现心前区疼痛，呈钝痛，伴胸闷、气短、肩背部放射痛，服用速效救心丸或硝酸异山梨酯后症状可缓解，偶伴出汗，无头痛、头晕，无恶心、呕吐，约1周发作一次；入院前1个月自觉胸痛时间较前延长，持续时间为20分钟左右，于外院查心电图：左前分支阻滞，给予阿司匹林、欣康等药物治疗；入院前2周自觉胸痛症状频频发作，每日4～5次，症状持续时间延长，每次发作约30分钟，为求进一步诊治入院。于我院行冠状动脉造影检查三支病变，前降支慢性闭塞病变，右冠状动脉、回旋支高度狭窄，于回旋支、右冠状动脉行PCI，此次入院拟行前降支介入治疗。

既往史：高血压病史4年，间断服用硝苯地平降压，肾癌病史19年，前列腺癌肺转移病史4年余。

入院体格检查：T 36.6 ℃，R 62次/分，P 18次/分，BP 122/86 mmHg。神清语利，全身皮肤黏膜无黄染，全身淋巴结无肿大，颈静脉无充盈，双肺呼吸音粗，未闻及干、湿啰音。心音可，律齐，各瓣膜听诊区未闻及病理性杂音。腹软、无压痛、反跳痛。双下肢不肿。

【入院心电图】（图6-1）

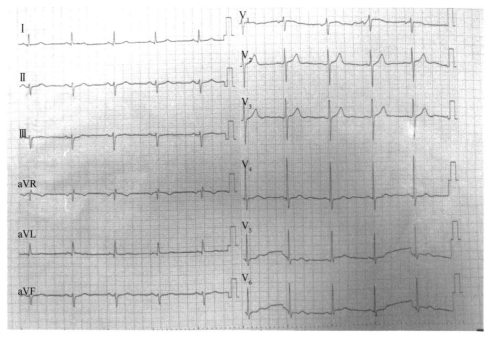

图6-1 入院心电图

【入院UCG】（图6-2）

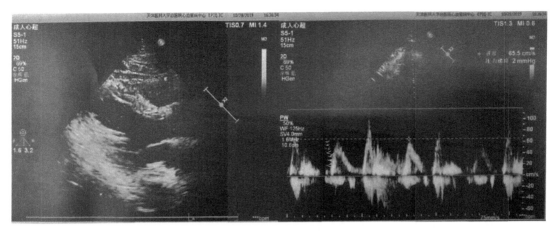

图6-2　超声心动图

入院超声心动图：LA 34mm，LV 49mm，RA 35mm，RV 30mm，IVS 10mm，LVPW 10mm，LVEF 64%，升主动脉增宽，二尖瓣、三尖瓣反流（轻度），左室舒张功能改变。

【化验检查】

HGB 144g/L，PLT 179×10⁹/L，总胆固醇3.85mmol/L，三酰甘油1.43mmol/L，高密度脂蛋白胆固醇0.93mmol/L，低密度脂蛋白胆固醇2.15 mmol/L，肌酐100μmol/L，肌酐清除率64.50ml/min，肌钙蛋白T 0.08ng/ml，肌酸激酶122U/L，肌酸激酶同工酶27U/L，肝功能、游离甲状腺功能未见异常。

【诊断】

①冠状动脉性心脏病，不稳定型心绞痛，冠状动脉支架置入后状态，心功能Ⅱ级（NYHA分级）；②肾癌术后；③前列腺癌术后。

【缺血及出血评分】

GEACE评分112分，CRUSADE评分18分。

【药物治疗】

阿司匹林100mg每日1次，氯吡格雷75mg每日1次，瑞舒伐他汀10mg每晚1次，单硝酸异山梨酯片20mg每日2次，美托洛尔片95mg每日1次。

【病例介入指征分析】

患者为老年男性，有高血压、吸烟等冠心病危险因素，既往心肌梗死病史、冠状动脉支架置入后状态。入院后给予强化抗血小板、扩张冠状动脉、调脂、稳定斑块等治疗。患者入院前2周因右冠状动脉、回旋支高度狭窄已行介入治疗，根据前次造影结果前降支开口慢性闭塞伴钙化，出院后偶有心绞痛症状，拟行进一步介入治疗。

【冠状动脉介入影像】（图6-3～图6-6）

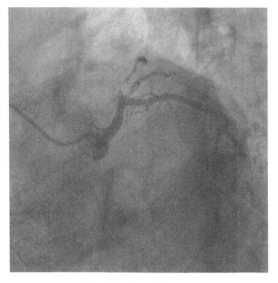

图6-3　LAO30°＋CAU30°

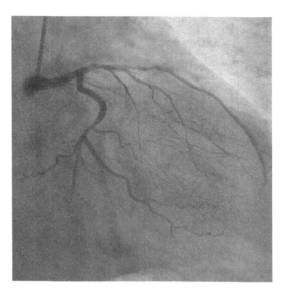

图6-4　RAO30°＋CAU22°

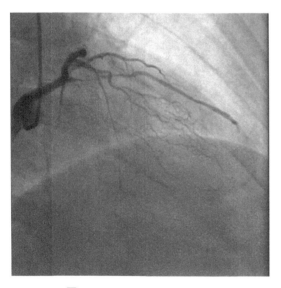

图6-5　RAO31°＋CRA 30°

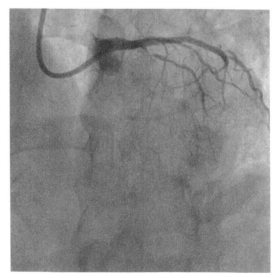

图6-6　LAO30°＋CRA 30°

　　冠状动脉呈右优势型，左主干未见狭窄，前降支开口慢性闭塞伴钙化，可见残端；回旋支、右冠状动脉支架内未见狭窄。右冠状动脉优势型。

【治疗策略】（图6-7～图6-15）

　　依据冠状动脉造影结果，拟在IVUS指导下开通前降支以治疗慢性闭塞病变。

7F EBU3.5 指引导管钩挂左冠状动脉，Fielder XT导丝无法通过前降支闭塞段，换用 Fielder XT-R导丝通过闭塞段至前降支远段。

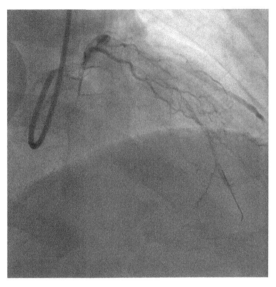

图6-7　Fielder XT-R导丝通过闭塞段至前降支远段

Emerge 1.2mm×15mm球囊扩张前降支，16atm×5s×4次。造影示前降支再通，导丝在真腔。遂拟行前降支旋磨治疗。

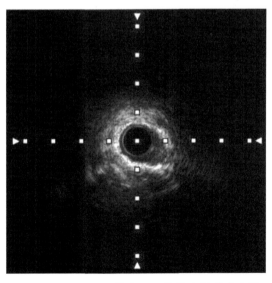

图6-8　行IVUS检查，示前降支导丝在真腔，局部钙化接近360°，长度超过5mm

以14万转/分抛光两次。旋磨液：生理盐水500ml＋硝普钠5mg＋尼可地尔12mg。心电监护示Ⅰ、aVL导联ST段一过性抬高，自行回落。

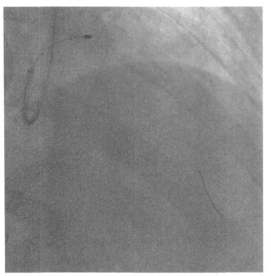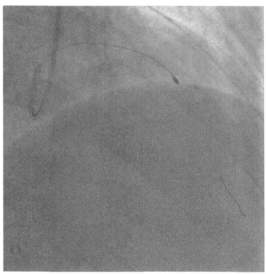

图6-9　1.75mm旋磨头14万转/分旋磨前降支开口至近段，15s×4次无法通过闭塞段。升至16万转/分旋磨4次通过闭塞段

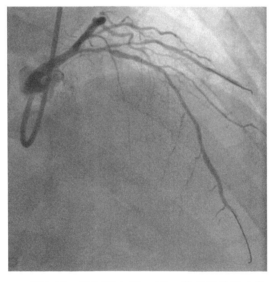

图6-10　送入两支Sion Blue导丝至前降支和对角支远段。造影示前降支、对角支血流TIMI 3级

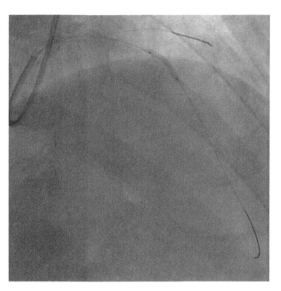

图6-11 乐普2.5mm×16mm球囊扩张前降支，
12atm×5s×3次

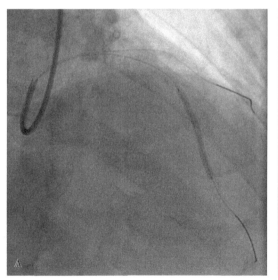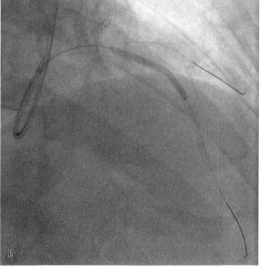

图6-12 Firebird 2.75mm×33mm支架置入前降支远段，9atm×4s。Alpha 3.0mm×34mm支架置入前降支中段，9atm×4s

Sapphire 1.5mm×15mm球囊扩张对角支近段和开口，12atm×4s×4次。采用拘禁球囊技术，Sapphire 1.5mm×15mm球囊送入对角支开口保护（8atm扩张），Alpha 4.0mm×24mm支架置入前降支中段至左主干体部，9atm×4s。支架球囊对吻，覆盖对角支和回旋支开口。Gusta NC 3.0mm×15mm球囊扩张前降支中远端支架内，12～20atm×5次。Gusta NC 3.5mm×15mm球囊扩张前降支中段支架内，16～20atm×5s×5次。Quantum 4.0mm×8mm球囊扩张前降支近段至左主干支架内，16～20atm×5s×6次。

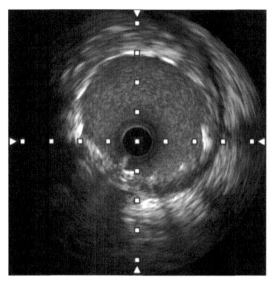
图6-13　支架近端

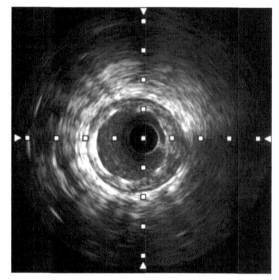
图6-14　支架远端

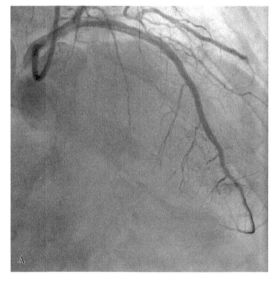
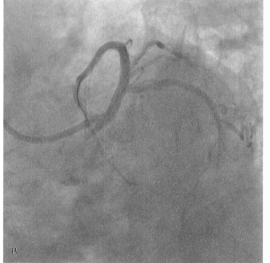
图6-15　最后结果

复查IVUS，支架膨胀良好，贴壁良好。造影检查示支架膨胀贴壁良好，无穿孔夹层。前降支、对角支、回旋支血流TIMI 3级。

【专家点评】

CTO病变占冠状动脉介入病变中的10%～15%，分叉病变占冠状动脉介入手术中的10%～20%。对于合并CTO的分叉病变，主支CTO旁的分支血管更应保留和注意保护，因为往往这种分支血管直径大，供血面积大。而且在主支血管长期闭塞的情况下，分支血管对该部位心肌的供血就更为重要。此外，主支血管常有侧支循环，而分支血管因为是通畅的，所以一般没有侧支循环。不能因为开通了主支血管而造成分支血管的闭塞，顾此失彼，导致新的心肌损伤，甚至扩大了原来缺血的心肌面积。该患者开通CTO后采用拘禁球囊的方法保护分支血管。因为导丝的直径是0.014in，约0.35mm。而球囊杆或球囊（未扩张时）的ATP直径为3F，约1mm。如果拘禁球囊时，使用小球囊扩张，有专家将它命名为主动斑块转移（active transfer plaque，ATP）技术，分支开口保护的效果更好。

钙化病变占冠状动脉手术的25%，严重钙化需要旋磨治疗的约占11%。目前各个国家中旋磨的比例最高是3%，我国是0.5%。从这个数字上看，我国冠状动脉手术中使用旋磨治疗的比例还很低。最新的指南中建议使用参考血管直径的0.4～0.6mm的比例选择磨头大小。该血管的参考血管直径约4.0mm，所以选择1.75mm旋磨头是符合指南推荐的。已有研究显示，旋磨头的大小与旋磨中的慢血流和无复流没有相关性。另外有研究显示，较低转速的旋磨，可以产生更大的血管管径，而高转速更容易通过狭窄的病变。该手术中，当转速为14万转/分无法通过病变时，术者增加了转速，在通过病变后，再次降低转速以获得更佳的旋磨效果，术后也证实用大磨头（1.75mm）和低转速旋磨后没有发生无复流或慢血流，而且获得的管径较大，有利于后续的球囊扩张及支架置入。

（天津医科大学总医院　术　者：吴宪明

指　导：董劭壮）

参 考 文 献

［1］Azzalini L，Jolicoeur EM，Pighi M，et al. Epidemiology，Management Strategies，and Outcomes of Patients With Chronic Total Coronary Occlusion. Am J Cardiol，2016，118（8）：1128-1135.

［2］Tomey MI，Kini AS，Sharma SK. Current status of rotational atherectomy. JACC Cardiovasc Interv，2014，7（4）：345-353.

病例7. 不足而立之年，冠脉填满血栓

【病例介绍】

患者，男性，29岁。主因"胸痛13小时，加重6小时"入院。患者13小时前饱餐后出现心前区不适，不适范围约有手掌大小，呈压榨样疼痛，伴恶心、呕吐、大汗，持续约1小时。6小时前上述症状再发，程度、范围较前加重，于急诊行心电图检查示Ⅱ、Ⅲ、aVF导联ST段抬高0.2～0.3mV，以急性下壁心肌梗死收入院行急诊介入检查及治疗。

既往史：糖尿病病史，吸烟史，酗酒史。

入院体格检查：T 36.0℃，P 69次/分，R 23次/分，BP 114/89 mmHg。神清，双肺未闻及湿啰音。心音可，律齐，各瓣膜听诊区未闻及病理性杂音，双下肢不肿。

【入院心电图】（图7-1，图7-2）

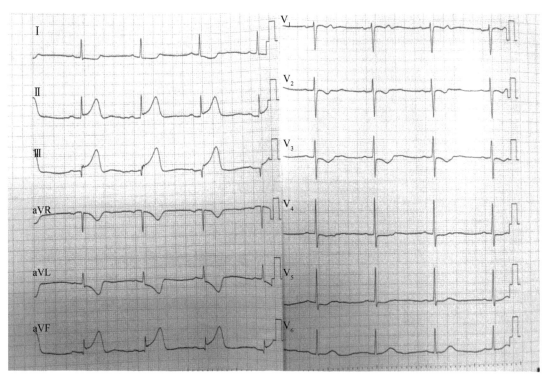

图7-1 入院心电图（1）

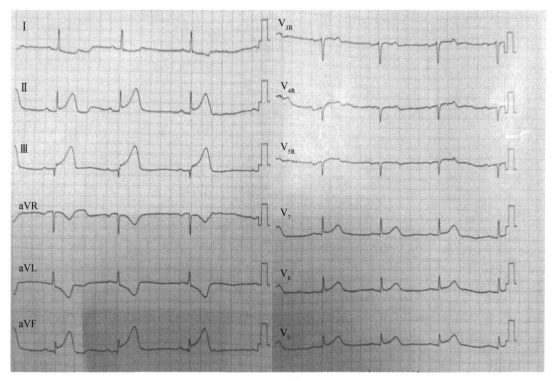

图7-2　入院心电图（2）

【入院UCG】

LA 34mm，LV 46mm，RA 40mm，RV 35mm，IVS 10mm，LVPW 10mm，LVEF 48%，左室下壁、下基底部、右室运动减弱，二尖瓣反流（轻度），左室收缩舒张功能下降。

【化验检查】

HGB 154g/L，PLT 243×10^9/L，总胆固醇6.25mmol/L，三酰甘油2.99mmol/L，低密度脂蛋白胆固醇4.25 mmol/L，肌酐58μmol/L，肌酐清除率125ml/min，肌钙蛋白T 0.971ng/ml，肌酸激酶3385U/L，肌酸激酶同工酶296U/L，肝功能、游离甲状腺功能未见异常。

【诊断】

①冠状动脉性心脏病，急性下壁、下基底部、右室心肌梗死；②2型糖尿病。

【药物治疗】

阿司匹林300mg ST.，替格瑞洛180mg ST.，瑞舒伐他汀20mg ST.，阿司匹林100mg每日1次，氯吡格雷75mg每日1次，依诺肝素 0.4ml 12小时1次，瑞舒伐他汀 10mg每晚1次，单硝酸异山梨酯片20mg每日2次，美托洛尔片47.5mg每日2次。

【病例介入指征分析】

患者为青年男性，有糖尿病、吸烟等冠心病危险因素，胸痛症状，心电图Ⅱ、Ⅲ、aVF、$V_{3R}\sim V_{5R}$、$V_7\sim V_9$导联ST段抬高，急性下壁、下基底部、右室心肌梗死诊断明确，入院后给予阿司匹林300mg＋替格瑞洛180mg＋瑞舒伐他汀20mg负荷量，根据最新的《急性ST段抬高型心肌梗死诊断和治疗指南（2019）》，发病12小时以内的STEMI患者行直接PCI（ⅠA），以明确冠状动脉血管情况，必要时行介入治疗。

【冠脉介入影像】（图7-3～图7-6）

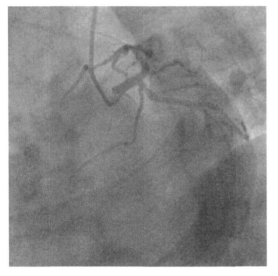

图7-3 LAO30°＋CAU30°

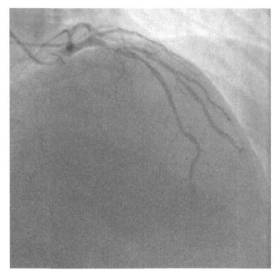

图7-4 RAO30°＋CRA30°

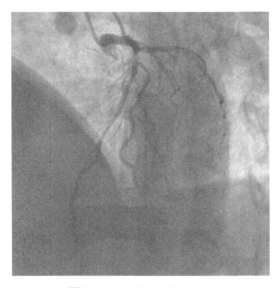

图7-5 LAO30°＋CRA30°

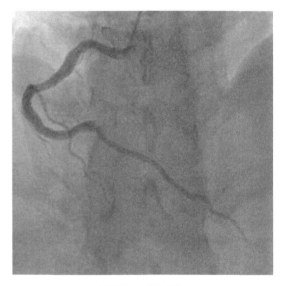

图7-6 LAO45°

冠状动脉呈右优势型，左主干未见狭窄，前降支近段至中段可见90%狭窄，中段可见心肌桥，第一对角支开口可见60%狭窄，第二对角支开口至近段可见80%狭窄，回旋支未见狭窄，右冠状动脉近段可见30%狭窄，后侧支开口闭塞。

首先，将第一条Runthrough NS导丝送至后降支远段，将第二条Runthrough NS导丝送至后侧支远段（右桡动脉路径，6F JR4.0指引导管）（图7-7）。

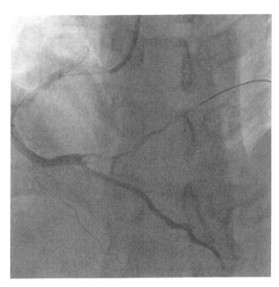

图7-7 送导丝至后降支、后侧支远段

复查造影示病变处严重血栓负荷，经导管向冠状动脉内注入普佑克10mg，撤出后降支导丝，用Export ap 6F×140cm抽吸导管行血栓抽吸，抽出数块红色血栓（图7-8）。

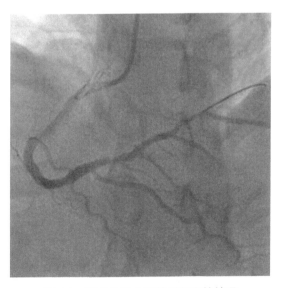

图7-8 冠状动脉内溶栓后行血栓抽吸

沿导丝送Conqueror 2.5mm×15mm至后侧支近段病变处，以6～16atm预扩张。Alpha 3.5mm×15mm支架于后侧支近段，以12atm释放。（图7-9，图7-10）。

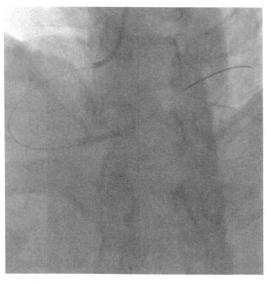 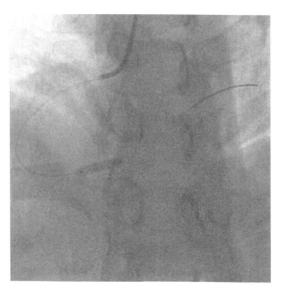

图7-9　Conqueror 2.5mm×15mm至后侧支近段病变处，以6～16atm预扩张

图7-10　Alpha 3.5mm×15mm支架于后侧支近段，以12atm释放

Gusta NC 3.75mm×12mm于后侧支支架处以12～18atm后扩张，术后结果如图7-11。

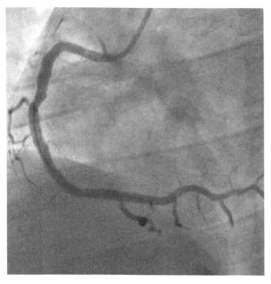 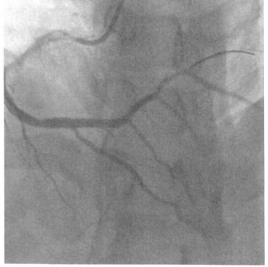

图7-11　最后结果

【治疗策略】

依据冠状动脉造影结果，患者冠状动脉双支病变，右冠状动脉为罪犯血管，行急诊介入治疗。

【专家点评】

急诊 PCI 时经常遇到冠状动脉内血栓负荷重的情况。大量研究证实，高血栓负荷病变是直接 PCI 的高危因素，是导致介入术后心肌灌注不良甚至无复流的重要原因。目前急诊 PCI 术中高血栓负荷的应对措施主要包括血栓抽吸、GP Ⅱ b/ Ⅲ a 受体拮抗剂及延迟支架置入策略。尽管 TASTE 研究对直接 PCI 时应用导管血栓抽吸的临床价值提出异议，但是临床指南只是不推荐常规进行血栓抽吸，血栓负荷重时仍可以选择性进行血栓抽吸。国内大部分学者认为直接 PCI 术中应用血栓抽吸有助于更好地实现前向血流的恢复，并有助于改善 ST 段抬高型心肌梗死的心肌灌注。术中冠状动脉内应用 GPI 和冠状动脉内溶栓均是降低冠状动脉内血栓负荷的一种方法，具有降低血栓负荷、改善微循环灌注的作用。对于延迟支架置入策略是否获益及支架置入的具体时机存在争议。DANAAMI3-DEFER 研究认为，ST 段抬高型心肌梗死（STEMI）患者在直接 PCI 时进行延迟支架置入策略并不优于传统的直接 PCI。既往残余冠状动脉内溶栓失败率较高，主要是因为冠状动脉内注射药物无法渗透过血栓，术中应用普佑克溶栓即可让药物直接作用于血栓，对微循环细小血栓，以及血栓抽吸脱落的细小血栓、抽吸后残留的剩余血栓均有效果。

患者为青年男性，有糖尿病病史、吸烟史、酗酒史。发作胸痛 13 小时、加重 6 小时入院，入院心电图检查发现 Ⅱ、Ⅲ、aVF 导联 ST 段抬高，Ⅰ、aVL 导联 ST 段对称性压低，急性下壁心肌梗死诊断明确，行急诊介入检查发现右冠状动脉后侧支开口闭塞，行急诊介入治疗，术中置入 Alpha 支架 1 枚。Alpha 支架属新一代氟化聚合物支架，以钴基合金为支架主体，厚度仅为 80μm，输送器为带亲水涂层快速交换式球囊导管，支架应用西罗莫司涂层，以氟聚合物为药物载体，具有较好的输送性，X 线下有较好的显影性，稳定药物释放率。患者右冠状动脉急性闭塞伴新鲜血栓形成，术中容易发生慢血流，急诊介入治疗更倾向于选择高通过性的支架，稳定有效，不易造成支架内血栓及再狭窄。

（天津医科大学总医院　术　者：吴宪明
指　导：董劲壮）

病例8. 当经皮冠状动脉腔内斑块旋磨术遇上慢血流

【病例介绍】

患者，男性，68岁。主因"间断背痛乏力20余天，加重伴胸痛憋气10天"入院。入院前20天，于活动后发作背痛，休息后可好转，每次持续约10分钟，患者未引起重视。入院前7天于静息状态下发作背痛，较前症状明显加重，伴前胸痛、大汗，持续数小时后缓解，未及时就医，后因出现胸闷憋气不能平卧就诊于我院。

既往史：高血压病史10年，否认糖尿病病史，否认出血史，否认食物、药物过敏史。

个人史：吸烟史50年，平均每日20支，饮酒史40年，适龄婚育。

【入院心电图】（图8-1）

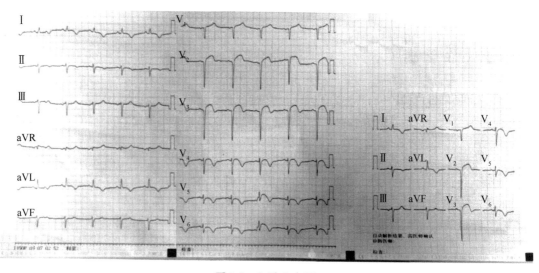

图8-1 入院心电图

$V_1 \sim V_3$导联QS波ST段抬高$0.1 \sim 0.3$mV，$V_4 \sim V_6$、Ⅰ、aVL导联T波倒置。

【入院UCG】

LVED 53mm，AO 34mm，IVS 10mm，LVPW 10mm，LVEF 33%，E/A 0.5，左室前壁室壁瘤，室间隔左室前壁，左室下壁中段心尖段，侧壁心尖段运动明显减弱，二尖瓣反流（轻-中度），三尖瓣反流（轻度），少量心包积液。

【化验检查】

CK-MB 1.6ng/ml，TNI 0.05ng/ml，BNP 1780pg/ml，eGFR 86.13ml/min，Cr 82μmol/L，LDL 2.57mmol/L。

【诊断】

①冠状动脉性心脏病，急性广泛前壁高侧壁心肌梗死，心力衰竭，心功能Ⅲ级（Killip分级）。②高血压1级（极高危）。

【冠状动脉介入影像】

左冠状动脉造影：左主干管壁不规则；前降支中段钙化，狭窄99%，TIMI血流2级；回旋支中段狭窄80%伴钙化TIMI血流3级（图8-2～图8-5）。

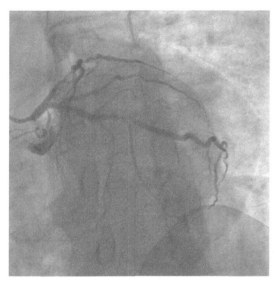

图8-2　LAO40°＋CAU 20°

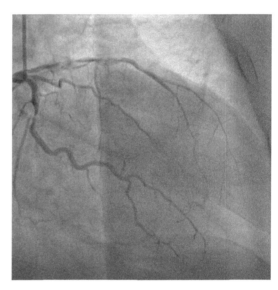

图8-3　RAO30°＋CAU20°

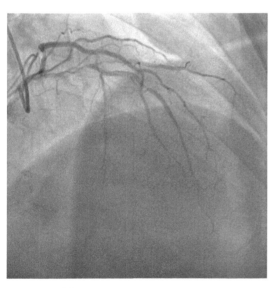

图8-4　RAO30°＋CRA30°

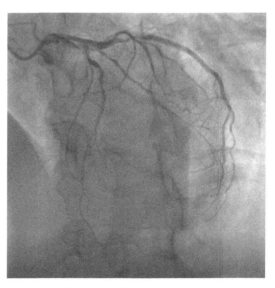

图8-5　LAO30°＋CRA20°

右冠状动脉造影：右冠状动脉钙化，近端狭窄70%，中段狭窄80%，后降支开口狭窄70%，TIMI血流3级（图8-6～图8-8）。

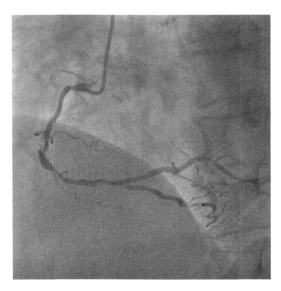

图8-6　LAO45°

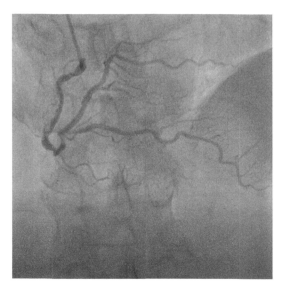

图8-7　CRA30°

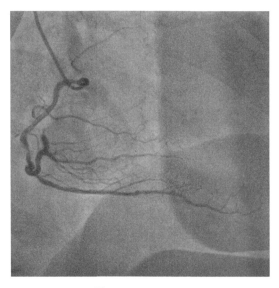

图8-8　RAO30°

术中会诊前降支为罪犯血管，拟行前降支PCI，因患者射血分数低，冠状动脉三支病变，行介入治疗前置入IABP泵，以减少心脏负荷，增加冠状动脉血供。

以7F EBU3.5指引导管钩挂左冠状动脉开口，Sion Blue送入前降支远段，因前降支高度狭窄合并严重钙化，血管内超声（IVUS）及2.0mm×20mm球囊均不能通过近端病变，因此启动经皮冠状动脉腔内斑块旋磨术（PTRA）。

借助微导管将旋磨导丝送入前降支远端后即出现前降支血流中断（图8-9）。

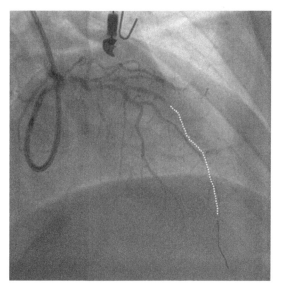

图8-9　旋磨导丝进入后血流中断，虚线提示LAD走行

以1.75mm旋磨头旋磨前降支近段至中段，16.5万转/分×20s×3次，通过病变并剖光后，以13万转/分再旋磨一次，过程中无转速下降，通过病变无阻力（图8-10）。

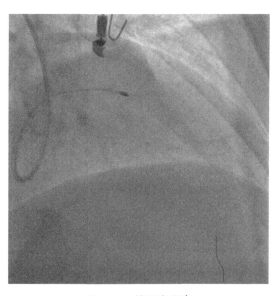

图8-10　前降支旋磨

球囊试验示前降支血流再通，未见明显夹层（图8-11）。

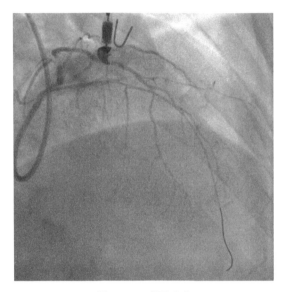

图8-11　球囊试验

Quantum 2.0mm×15mm球囊扩张前降支近中段行预扩张，扩张后造影可见造影剂消散缓慢提示出现慢血流（图8-12）。

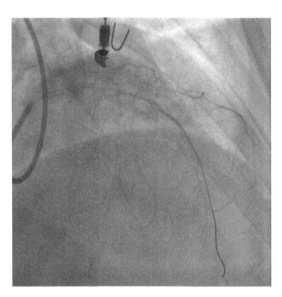

图8-12　扩张后可见慢血流，前降支造影剂消散缓慢

支架置入前以微导管向冠状动脉远端注射硝普钠治疗慢血流，静脉持续泵入间羟胺以维持患者的血压（图8-13）。

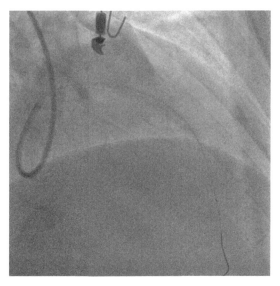

图8-13　微导管冠状动脉内给药

将Alpha 2.5mm×24mm及Firebird 2.75mm×33mm支架置入前降支中段至近段，支架边缘精确定位至前降支开口（图8-14，图8-15）。

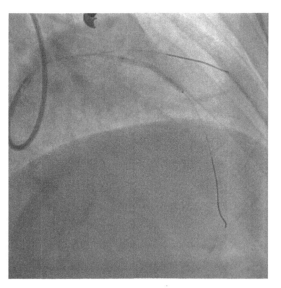

图8-14　置入Alpha 2.5mm×24mm支架

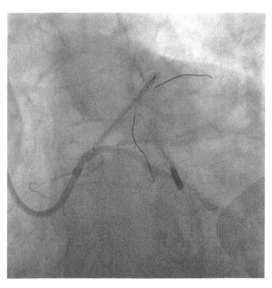

图8-15　置入Firebird 2.75mm×33mm支架

以Sapphire NC 2.75mm×15mm球囊行支架后扩张，扩张后再次出现慢血流（图8-16）。

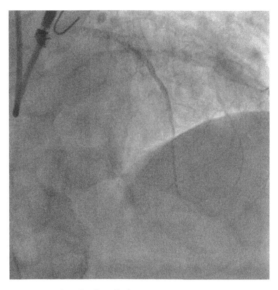

图8-16 后扩张后再次出现慢血流，造影剂消散缓慢

再次微导管行冠状动脉远端注射硝普钠以治疗慢血流，前降支血流改善（图8-17，图8-18）。

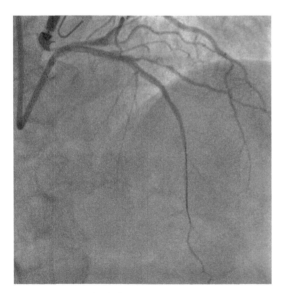

图8-17 最终造影RAO30°＋CRA30°

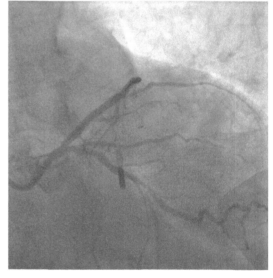

图8-18 最终造影LAO40°＋CAU20°

【术后讨论】

患者为老年男性，根据病史及心肌标志物推测其发生急性心肌梗死的时间约为入院前10天，患者未及时就医，错过了急性心肌梗死血运重建的最佳时机；入院前患者出现胸闷、憋气、不能平卧等心肌梗死后心力衰竭症状，遂就诊于我院，目前诊断为冠状动脉性心脏病，急性广泛前壁高侧壁心肌梗死，心力衰竭，心功能Ⅲ级（Killip分级）。依据STEMI指南要求针对具有严重心力衰竭的STEMI患者应尽快进行血运重建的原则，我们进行了冠状动脉造影检查及PCI术。术中造影提示冠状动脉三支病变，结合患者造影检查结果、心电图及临床症状，我们推测前降支为罪犯血管，但前降支近中段高度狭窄伴严重钙化，IVUS及2.0mm×20mm球囊不能通过病变处，因此启动冠状动脉旋磨。旋磨前通过导丝后出现血管闭塞，旋磨后及支架后扩张后前降支出现慢血流，但最终经过药物治疗，冠状动脉血流得以改善。针对本例冠状动脉钙化旋磨遇上慢血流的病例我们就以下重点问题进行讨论。

1.是选择PCI还是CABG　根据《ACC/AHA STEMI血运重建指南》建议依据冠脉造影结果行SYNTAX积分，本例病例为24分，虽然当SYNTAX积分＞22分时首选CABG进行血运重建，但患者有严重的左心功能不全，LVEF为33%。根据指南，LVEF＜35%且无严重左主干病变患者CABG为Ⅱb类推荐，根据科内会诊意见并结合患者及其家属的意愿，先采取介入手段尝试血运重建。

2.经皮冠状动脉腔内斑块旋磨术（PTRA）的应用　重度钙化病变是传统球囊血管成形术失败的危险因素。同时，中重度钙化还与急性冠脉综合征患者支架置入术后主要不良心脏事件的发生和慢性完全闭塞病变手术成功率下降密切相关。PTRA主要应用于导丝可以通过而预扩张球囊导管不能通过及预扩张球囊不能有效扩张的钙化纤维斑块，同时也应用于旋磨钙化结节从而保证支架充分扩张及贴壁良好。本病例中罪犯血管前降支高度狭窄伴有严重钙化，虽然工作导丝可通过病变部位送入血管远端，但IVUS超声探头及预扩张球囊均不能通过钙化病变，因而启动PTRA，经过1.75mm旋磨头16万转/分旋磨3次后，降低旋磨速度至13万转/分通过病变部位无阻力，并用非顺应性球囊扩张病变且未见残余征，提示钙化病变得到了充分修饰。

3.当PTRA遇上慢血流　无复流及慢血流通常是由于冠状动脉远端血管栓塞、痉挛和（或）内皮损伤引起的。在球囊扩张、支架释放及冠状动脉旋磨等介入治疗过程中，动脉粥样硬化斑块中的脂质微粒进入冠状动脉远端微循环引发无复流及慢血流，造成冠状动脉缺血加重。在本病例中旋磨后造影及支架后扩张后造影均可见造影剂消散缓慢，提示慢血流，根据《ACC/AHA PCI指南》冠状动脉内注射血管扩张药腺苷、硝普钠是合理的（Ⅱb）。我们采取微导管于冠状动脉远端注射硝普钠来治疗无复流，而非直接通过指引导管注射药物，可保证药物有效进入远端微循环，给药过程中应用间羟胺平衡硝普钠对血压的影响，IABP泵也可有效增加冠状动脉灌注，同时稳定血压。最终患者慢血流恢复，前降支主支及分支TIMI血流3级，平稳结束手术。

（天津医科大学总医院　术　者：郭一凡
指　导：徐绍鹏）

病例9. 急诊遭遇左主干闭塞

【病例介绍】

患者，男性，68岁。主因"胸痛5小时"入院。入院前5小时突发胸痛，性质为撕裂样疼痛，持续疼痛，自行口服硝酸甘油不能缓解。

既往史：高血压病史10年，青光眼术后病史5年，否认糖尿病病史，否认出血史，否认食物及药物过敏史。

个人史：吸烟史45年，平均每日40支，饮酒史30年，适龄婚育。

入院体格检查：T 36.2℃，P 56次/分，R 20次/分，BP 95/55mmHg。桡动脉搏动细弱，四肢皮肤干冷，余查体未见明显异常。

【入院心电图】（图9-1）

心电图：窦性心律，左束支传导阻滞（RBBB），$V_1 \sim V_4$、aVL及aVR导联ST段抬高，Ⅱ、Ⅲ、aVF及$V_5 \sim V_6$导联ST段压低。

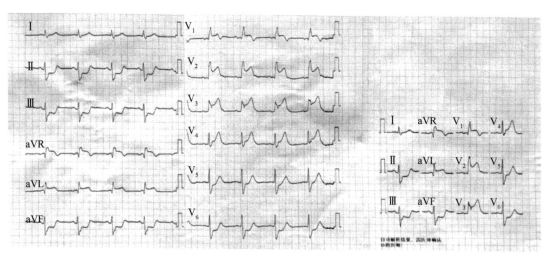

图9-1　入院心电图

【入院UCG】

LVED 60mm，AO 33mm，IVS 10mm，LVPW 10mm，LVEF 38%，E/A 2.0，左心增大，左室前壁、室间隔、左室心尖部运动明显减弱，主动脉瓣、二尖瓣、三尖瓣反流（轻度），左室收缩、舒张功能下降。

【化验检查】

CK-MB 6U/L，TNT 0.041ng/ml，BNP 79.2pg/ml，eGFR 91.98ml/min，Cr 68μmol/L，

LDL 3.84mmol/L。

【诊断】

①冠状动脉性心脏病，急性广泛前壁高侧壁心肌梗死，心源性休克，心功能Ⅳ级（Killip分级）。②高血压3级（极高危）。③青光眼（术后）。

【冠状动脉介入影像】（图9-2）

左冠状动脉造影：左主干闭塞。

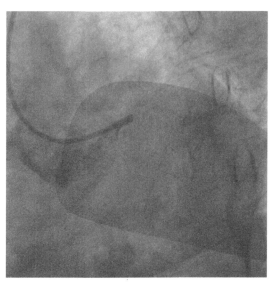

图9-2　LAO50°＋CAU30°

右冠状动脉造影：右冠状动脉中段狭窄30%，远端可见向左冠状动脉不完全侧支循环（图9-3）。

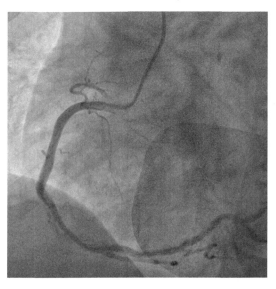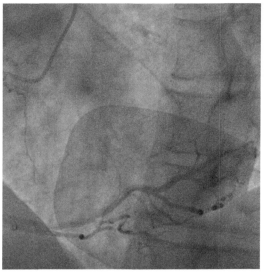

图9-3　LAO45°

患者为急性ST段抬高型心肌梗死，心电图提示左束支传导阻滞（RBBB），aVR抬高，查体有心源性休克表现，有创血压波动在85～90/45～55mmHg；急诊造影提示左主干闭塞，立即予以IABP泵置入，行主动脉球囊反搏支持，同时给予以血管活性药物维持血压，保证血流动力学稳定，同时决定行左主干PCI治疗。

Hopcr 2.0mm×16mm球囊12atm扩张左主干（图9-4）。

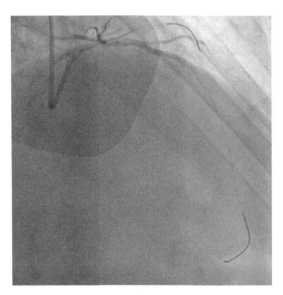

图9-4　预扩张后左主干再通

Alpha 3.5mm×24mm支架定位于左主干至前降支近段9atm释放（图9-5）。

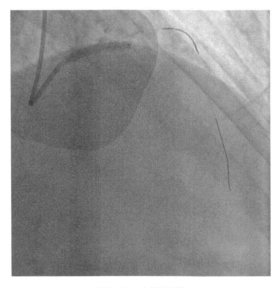

图9-5　支架释放

PCI术后造影见图9-6，图9-7。

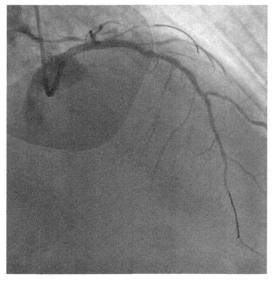

图9-6　RAO30°＋CRA30°

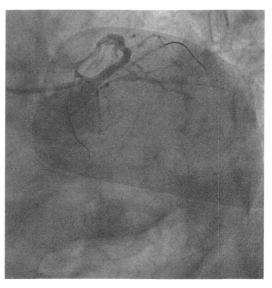

图9-7　LAO50°＋CAU30°

【术后讨论】

急诊介入手术都是遭遇战，并无充分的时间进行术前评估与准备，针对无手术禁忌证的STEMI患者能否及时有效地对罪犯血管进行血运重建是降低患者死亡率、改善预后的关键。冠状动脉左主干急性闭塞是STEMI中最危急的情况之一，多数患者在接受再灌注治疗前即发生猝死，本例患者就诊时四肢干冷、血压降低，已出现心源性休克症状，此时以最快的速度进行急诊手术是挽救患者生命的最有效手段。

1.高危PCI病例中的血流动力学支持　对于高危PCI的定义，各种大规模临床试验有所差异，但均以是否存在严重左心功能不全及是否存在无保护左主干病变作为主要标准。Keelan证实LVEF＜40%的患者死亡风险是LVEF正常患者的30倍；BCIS研究对高危PCI的定义为LVEF≤30%，Jeopard危险积分≥8/12；Protect研究定义为LVEF≤30%合并三支病变，LVEF≤35%合并无保护左主干病变。在高危PCI中常规应用IABP辅助没有争议，BCIS研究提示在随访5年时，IABP最初对于生存率的改善作用进一步扩大，死亡风险降低了33%。另一常用的左室辅助装置为Impella，它是唯一一个可以直接排空左室并增加心脏前向血流的装置。综合了ProtectⅡ研究的结果及随后人们对其数据分析后得出的结论，与IABP相比对于单根血管的治疗方面两者并无太大差异，而在对多支冠状动脉进行介入治疗方面，Impella可以提供更好的血流动力学支持，具有更低的不良事件发生率，更好地改善患者90天的无事件生存率。结合本例患者左主干急性闭塞属于无保护左主干病变，及时应用IABP泵辅助治疗可有效改善冠状动脉灌注，降低心脏负荷，维持血流动力学稳定。综上所述，快速及时的急诊介入手术及IABP泵辅助支持是本例患者转危为安的重要保证。

2.左主干病变治疗中支架选择尤为关键　由于左主干病变解剖部位的特殊性，其介入治疗必须确保万无一失。支架的选择及释放尤为重要，要求支架在X线下具有良好的显影性以便释放时精确定位，同时需要良好的输送性以便及时而快速地到达病变。最为重要的是稳定性，无论是靶病变失败率还是靶病变再次血运重建率都必须保持最低。

Alpha支架是氟化聚合物支架，用钴基合金作为支架主体，输送器为带亲水涂层快速交换式球囊导管，支架应用西罗莫斯未涂层，以氟化聚合物为药物载体，拥有较好的输送性，X线下较好的显影性，稳定药物释放率。ASCENT研究相关数据支持Alpha支架具有有效性及安全性，研究结果发现，Alpha支架9个月时主要终点事件支架管腔丢失仅为0.05±0.03mm。这些特点恰恰满足了我们对左主干病变治疗的要求，在这个病例中我们能顺利开通患者闭塞的左主干，Alpha支架功不可没。

（天津医科大学总医院　术　者：郭一凡

指　导：徐绍鹏）

病例10. 左右冠脉同根生，危急时刻须冷静

【病例介绍】

患者，男性，50岁。主因"胸痛伴呼吸困难2小时"入院。入院前2小时饱餐后出现胸痛，伴大汗、呼吸困难、不能平卧、头晕，就诊于我院急诊，检查血压70/40mmHg，予以升压、利尿治疗并收入我科。

既往史：糖尿病、脂肪肝、陈旧性脑梗死病史，否认高血压，有吸烟、饮酒史。

入院体格检查：T 36.2 ℃，P 105次/分，R 25次/分，BP 120/90mmHg［多巴胺6μg/（kg·min）静脉输注］，神志淡漠，双肺呼吸音粗，可闻及明显湿啰音。心音低，HR 105次/分，奔马律，各瓣膜听诊区未闻及病理性杂音。腹软，无压痛、反跳痛、肌紧张，双下肢不肿。四肢肢端湿冷。

就诊于急诊时ECG提示窦性心动过速、完全性左束支传导阻滞（图10-1）。住院后复查ECG提示完全性左束支传导阻滞消失，可见I、aVL、$V_1 \sim V_5$导联ST段抬高（图10-2）。

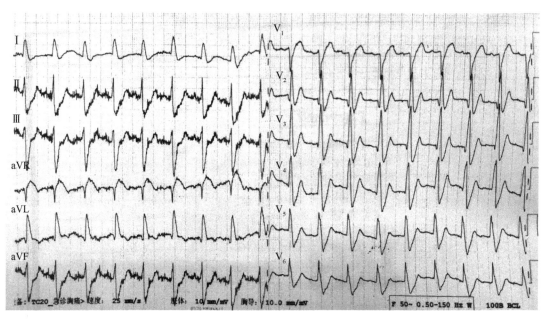

图10-1　急诊心电图

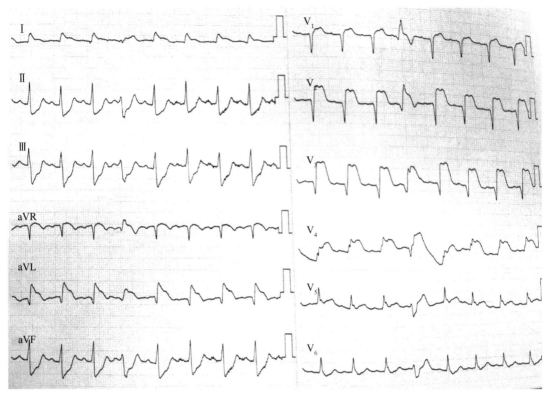

图10-2　住院后心电图

【化验检查】

CK 150U/L，CKMB 21U/L，TnI 0.5ng/ml，血肌酐 148μmol/L，肌酐清除率59ml/min。

【诊断】

考虑为冠状动脉性心脏病，急性广泛前壁高侧壁心肌梗死，完全性左束支传导阻滞，心源性休克，心功能Ⅳ级（Killip分级），糖尿病，肾功能不全，陈旧性脑梗死。进行缺血及出血评分：TIMI评分9分，CRUSADE评分54分。入院后予以药物治疗：阿司匹林 100mg 每日1次＋300mg ST.，替格瑞洛 90mg 12小时1次＋180mg ST.，瑞舒伐他汀 10mg 每晚1次＋20mg ST。

【病例介入指征分析】

患者为中年男性，既往糖尿病、陈旧性脑梗死病史，因缺血性胸痛症状伴心源性休克入院，诊断为急性广泛前壁高侧壁心肌梗死、完全性左束支传导阻滞、心源性休克明确，行冠脉介入检查治疗为Ⅰ类推荐。

【冠脉介入影像】

冠脉造影提示：右冠状动脉开口于左冠状动脉窦，右冠状动脉中远段狭窄60%，左主干末端闭塞（图10-3）。依据冠状动脉造影结果，立即经股动脉行主动脉内球囊反搏泵（IABP）置入，经右侧桡动脉路径，选择6F JR4.0指引导管钩挂左冠状动脉，一条Runthrough NS导丝送至前降支远端，造影示左主干末端次全闭塞伴血栓影（图10-4）。一条Runthrough NS导丝送至回旋支远端，用Sapphire 2.5mm×20mm球囊12atm扩张左主干至前降支病变（图10-5）。

再次造影示左主干体部及前降支近段为支架着陆区（图10-6）。Alpha 3.5mm×24mm支架定位于左主干体部至前降支近段病变处以12atm释放支架（图10-7）。术后复查冠状动脉造影示左主干至前降支支架贴壁良好，无夹层，无血肿，血流TIMI 3级（图10-8）。

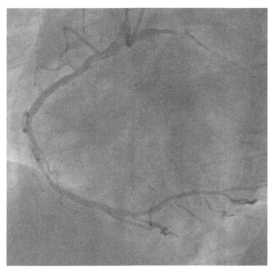

图10-3　右冠状动脉开口于左冠状窦，右冠状动脉中远段狭窄60%，左主干末端闭塞

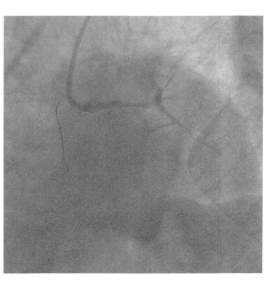

图10-4　导丝送至前降支远端后造影示左主干末端次全闭塞伴血栓影

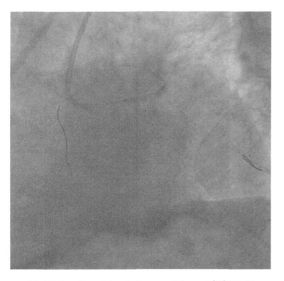

图10-5　Sapphire 2.5mm×20mm球囊扩张

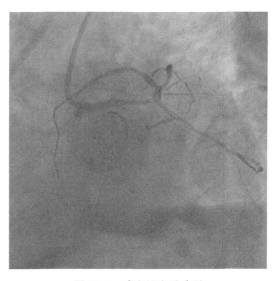

图10-6　球囊扩张后造影

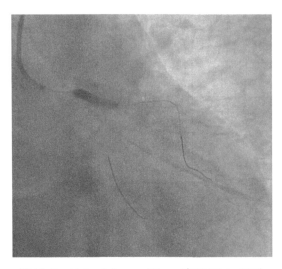

图 10-7　Alpha 3.5mm×24mm 支架 12atm 释放

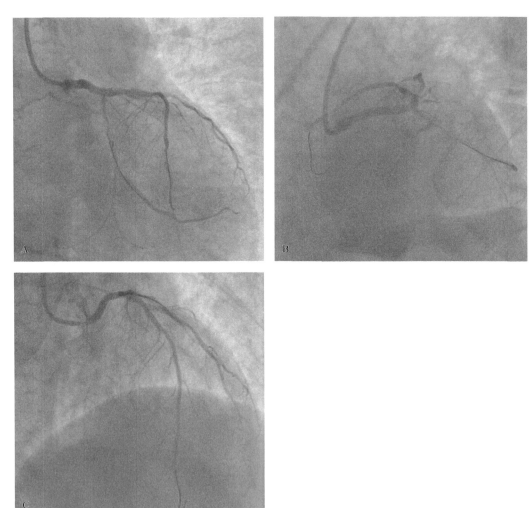

图 10-8　术后复查造影

总手术时间约29分钟。患者术后出现呼吸困难，双肺哮鸣音，血氧饱和度降至85%，予以强化利尿、吸氧等治疗后呼吸困难逐渐缓解。术后监测心肌标志物，心肌酶距发病约10小时达峰值，CK 21 892U/L，CK-MB 1328U/L。术后心电图示ST段较入院时有所回落（图10-9）。术后超声心动图提示：在IABP辅助下，LVEF约38%（图10-10）。

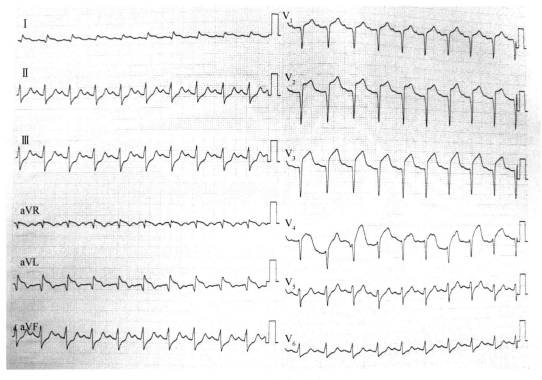

图10-9　术后心电图

主动脉窦径 34mm	主肺动脉径 24mm	二尖瓣结构：正常☑ 异常	主动脉瓣结构：正常☑ 异常
左房前后径 34mm	左室舒末径 44mm	三尖瓣结构：正常☑ 异常	肺动脉瓣结构：正常☑ 异常
右 房 径 33mm	右 室 径 30mm	房间隔连续性：正常☑ 中断 mm 部位	
室间隔厚度 10mm	左室后壁厚度 10mm	室间隔连续性：正常☑ 中断 mm 部位	
室间隔与左室后壁运动呈：逆向☑ 同向 混合向		心包：正常☑ 增厚 积液	

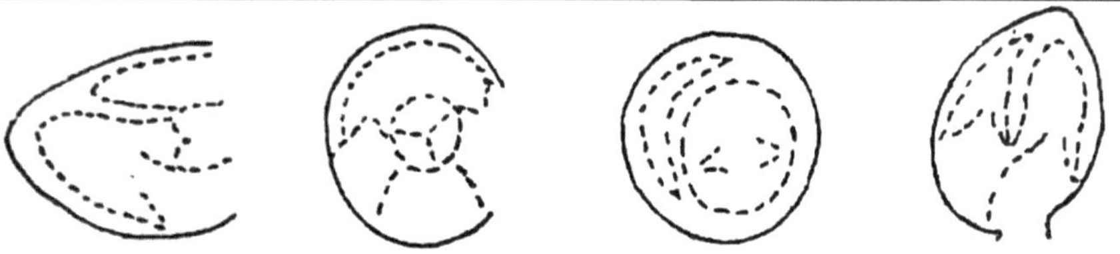

多 普 勒	二 尖 瓣		三 尖 瓣		主动脉瓣		肺动脉瓣		分流血流		
	收缩期	舒张期	收缩期	舒张期	收缩期	舒张期	收缩期	舒张期	心房	心室	动脉
峰值速度（m/s）	4.0	0.6	2.4	0.6	1.0		1.0				
流束宽度（mm）											
反流程度	轻	/	轻	/	/	/	/	/	/	/	/
心 功 能	左室射血分数：38%（IABP）				二尖瓣血流E/A：1.2			TO2＜1			

分析：2D：室间隔，左室前壁运动明显减弱，左室下壁心尖段，左室侧壁心尖段运动减弱，左室心尖部运动消失

图 10-10 术后超声心动图

【专家点评】

左主干急性闭塞是急性心肌梗死中最严重的临床类型，占接受冠状动脉造影急性心肌梗死患者的 1% 左右，病情凶险，病死率极高。由于静脉溶栓治疗往往不能获得满意的再灌注效果，急诊冠状动脉旁路移植术手术风险高，因此，急诊 PCI 治疗往往成为左主干急性闭塞的唯一选择。对于合并心源性休克的患者，尽早开通罪犯血管，同时避免再灌注损伤导致的循环崩溃，将使患者最大获益。无保护左主干病变所致急性心肌梗死常严重威胁患者生命。有调查显示，无保护左主干病变患者相对容易发生再灌注损伤，开通后部分患者很快出现循环崩溃，心源性休克发生率达 46% ~ 78%。对于左主干急性闭塞甚至无保护左主干病变患者，需早期血流动力学支持。本例患者属于无保护左主干急性闭塞病变，术中早期血流动力学支持（IABP 置入），有效改善冠状动脉灌注，降低心脏负荷，维持血流动力学稳定。同时手术时间短，减少扩张次数，尽量避免因无复流或慢血流所致的循环崩溃。同时，冠状动脉造影提示患者右冠状动脉开口异常，右冠状动脉开口于左冠状窦，对于此种高危病例，建议回旋支及右冠状动脉留置导丝，当前降支血栓脱落至回旋支或右冠状动脉时，有机会对患者栓塞的血管进行及时处理。若患者右冠状动脉出现严重狭窄或栓塞，对于此种右冠状动脉开口于左冠状窦的患者，指引导管选择上应注意 3 点：①冠状动脉开口于哪个冠状窦，选择同侧的指引导管；②采用 JL 导管时要尽量小一号；③为了增加指引导管稳定性与支撑力，此时需寻找同侧动脉壁的支撑。

患者肾功能不全合并既往陈旧性脑梗死病史，临床上属于高出血风险（HBR）人群。

接受经皮冠状动脉介入治疗（PCI）的患者中，约有20%存在高出血风险。这类患者预后差，PCI术后易发生出血事件，并进一步影响PCI术后患者的双抗治疗。因此，临床医师应加强对患者风险评估，根据患者情况进行个体化治疗，包括具体的手术策略及药物治疗方案，若患者属于高出血风险，则在支架选择、术式选择及术后双抗治疗策略方面进行相应的调整。

Alpha支架是氟化聚合物支架，用钴基合金为支架主体，厚度仅为80μm，输送器为带亲水涂层快速交换式球囊导管，支架应用西罗莫斯为涂层，以氟化聚合物为药物载体，拥有较好的输送性和稳定药物释放率。恰恰满足了我们对于左主干病变治疗的要求。Alpha支架为氟化聚合物药物洗脱支架，具有优秀的生物相容性。其氟化聚合物涂层有减少血小板黏附和激活、较少的炎症反应、内皮化更快的优势，在带来安全有效治疗的同时，还可大大缩短患者双联抗血小板的治疗时间。Alpha支架氟化聚合物的出现，为临床医师针对HBR患者制订治疗策略提供了更多的思考空间。

（天津医科大学总医院　术　者：吴成程

指　导：李永乐）

病例11. 冠脉畸形邂逅休克，导管溶栓协奏凯歌

【病例介绍】

患者，男性，60岁。因胸痛2小时入院，入院前2小时钓鱼时出现胸痛，伴后背及双上肢放射、大汗、头晕，无眩晕、晕厥，症状持续不缓解就诊于我院。

既往史：否认高血压、糖尿病、脑血管病病史，有吸烟、饮酒史。

入院体格检查：T 36℃，P 61次/分，R 20次/分，BP 88/65mmHg。神志淡漠，双肺可闻及湿啰音。心音低，各瓣膜听诊区未闻及杂音。腹软无压痛，双下肢不肿，四肢湿冷。

【入院心电图】 提示广泛前壁高侧壁导联ST段抬高（图11-1）。

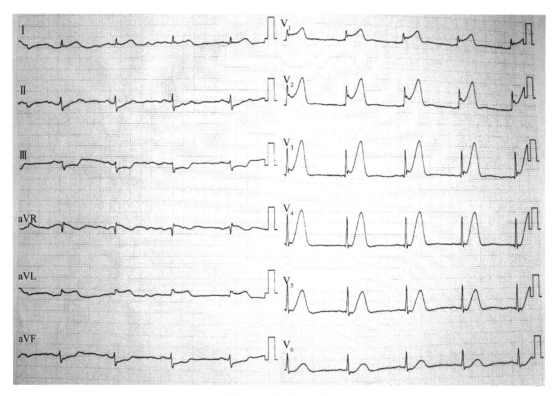

图11-1 入院心电图

【化验检查】

CK 95U/L，CKMB 18U/L，TnT 0.019ng/ml，Cr 76μmol/L。

【诊断】

冠状动脉性心脏病，急性广泛前壁高侧壁心肌梗死，心源性休克，心功能Ⅳ级（Killip分级）。

【缺血及出血评分】

TIMI评分7分，CRUSADE评分34分。

【治疗策略】

入院后予以药物治疗：阿司匹林100mg每日1次＋300mg ST.，替格瑞洛 90mg每12小时1次＋180mg ST.，瑞舒伐他汀 10mg每晚1次＋20mg ST.。

【病例介入指征分析】

患者为中年男性，既往有吸烟、饮酒史，因典型缺血性胸痛症状入院，入院考虑为休克状态，诊断急性广泛前壁高侧壁心肌梗死、心源性休克成立。入院后给予强化抗血栓、调脂、稳定斑块、减轻心肌耗氧等治疗。患者急性心肌梗死合并心源性休克，结合目前急性ST段抬高型心肌梗死指南行冠脉介入检查治疗，为Ⅰ类推荐。

【冠脉介入影像】

经右侧股动脉行主动脉球囊反搏泵置入，1：1模式反搏支持，经左侧股动脉行冠状动脉造影提示：左主干未见狭窄，前降支近中段闭塞伴血栓影，回旋支管壁不规则，右冠状动脉开口位置异常、管壁不规则（图11-2～图11-4）。拟行开通前降支闭塞病变。经左侧股动脉路径，选用6F EBU3.5指引导管钩挂左冠状动脉，两条Runthrough NS导丝分别送至前降支与回旋支远端，造影示前降支血流再通、近中段次全闭塞伴血栓影（图11-5）。前降支内留置导丝，于血栓病变近端用Finecross微导管间断注射普佑克（重组人尿激酶原）15mg（图11-6）。复查冠状动脉造影示前降支近中段血栓影消失，可见高度狭窄（图11-7）。行前降支OCT检查示前降支近中段高度狭窄，可见脂质斑块，斑块破裂伴血栓（图11-8）。选用Alpha 3.5mm×24mm支架定位于前降支近中段病变处，以9atm释放（图11-9）。用Gusta NC 3.75mm×15mm球囊12～18atm行支架内后扩张（图11-10）。术后复查造影示支架膨胀良好，无夹层血肿，血流TIMI 3级（图11-11）。复查OCT示前降支支架膨胀良好，无夹层，无血肿（图11-12～图11-14）。

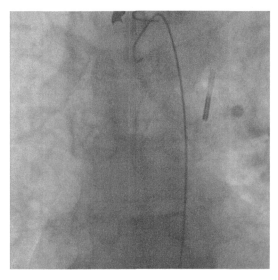

图11-2　IABP置入

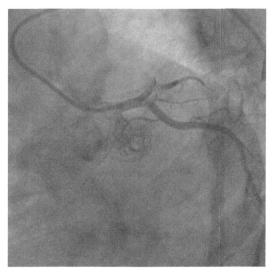

图11-3　前降支近中段闭塞伴血栓影，回旋支管壁不规则

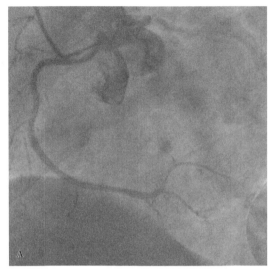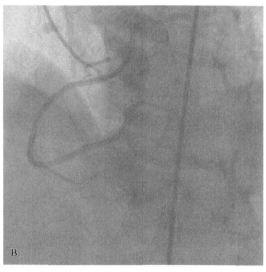

图 11-4　右冠状动脉开口位置异常、管壁不规则

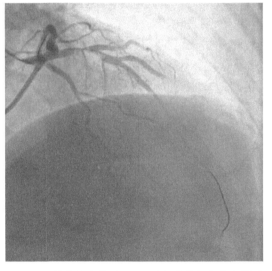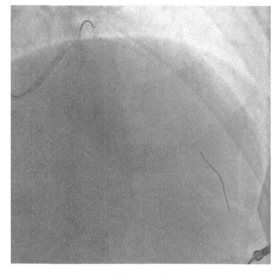

图 11-5　前降支血流再通、近中段次全闭塞伴血栓影　　　图 11-6　于血栓病变近端用 Finecross 微导管间断注射普佑克（重组人尿激酶原）

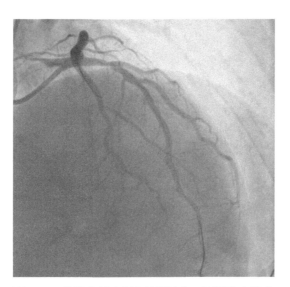

图11-7　前降支近中段血栓影消失，可见高度狭窄

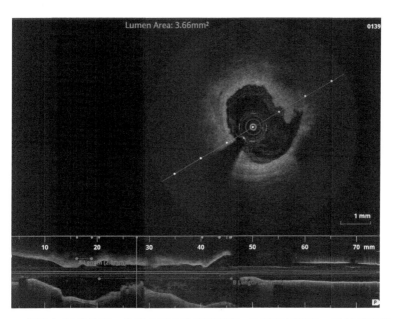

图11-8　前降支OCT检查：前降支近中段高度狭窄，可见脂质斑块，斑块破裂伴血栓

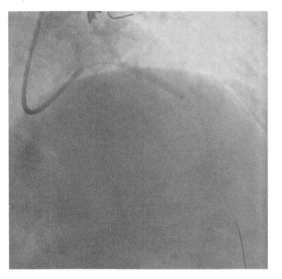

图 11-9　Alpha 3.5mm×24mm支架9atm释放

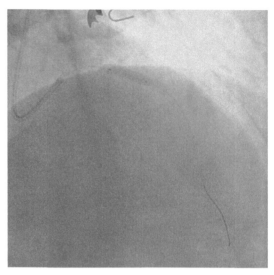

图 11-10　Gusta NC 3.75mm×15mm球囊12～
18atm行支架内后扩张

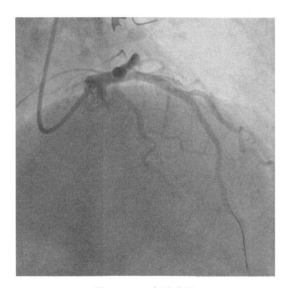

图 11-11　术后造影

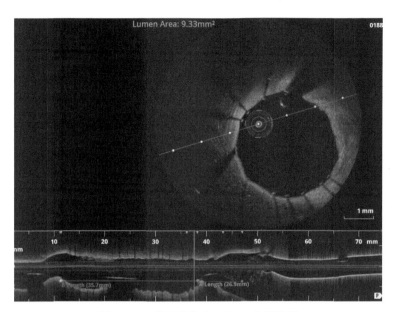

图11-12　术后前降支OCT：支架近端

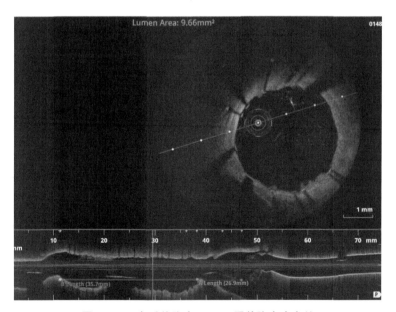

图11-13　术后前降支OCT：原前降支病变处

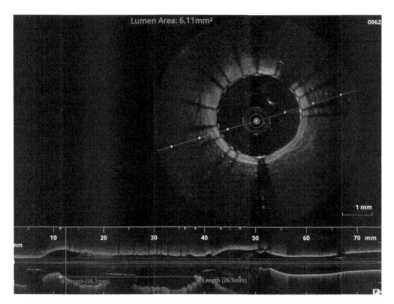

图 11-14　术后前降支 OCT：支架远端

　　术后进行超声心动图检查示左室射血分数 0.43，左室前壁、室间隔、左室心尖部运动减弱，左室下壁心尖段运动减弱（IABP 辅助中）。

【专家点评】

　　患者因急性广泛前壁高侧壁心肌梗死、心源性休克入院，有急诊介入检查治疗指征，术中发现罪犯血管病变存在大量血栓，属于高血栓负荷重病变，处理血栓病变时存在冠状动脉慢血流及无复流风险。既往研究表明急性心肌梗死后最终心肌梗死面积的 40% ～ 50% 是由于心肌再灌注造成的，急诊 PCI 时患者经常出现慢血流、无复流，这是再灌注损伤的一种临床表现。部分 STEMI 患者闭塞冠状动脉存在高血栓负荷现象，这些患者介入术后慢血流及无复流的发生率相对高。有研究显示，STEMI 患者经冠状动脉造影证实的慢血流及无复流发生率高达 10% ～ 20%，而采取治疗措施之后，远端栓塞的发生率为 9% ～ 15%，这会降低心肌水平的血流灌注，进一步导致所挽救的存活心肌减少，影响患者预后。此外，高血栓负荷会影响支架贴壁效果，降低涂层内药物有效释放浓度，可能增加介入治疗后 30 天内支架内血栓形成风险，影响急诊冠状动脉介入治疗的效果。因此，我们在对 STEMI 患者进行急诊介入治疗时需警惕高血栓负荷现象。

　　目前针对高血栓负荷常用的处理措施包括血栓清除，辅助冠状动脉局部的抗栓或溶栓治疗。血栓清除的方法包括机械抽吸、手动抽吸及远端保护装置，国内临床上最常使用的是手动血栓抽吸装置，几项关于血栓抽吸的大型临床试验显示，血栓抽吸未能改善心肌组织灌注，也未改善患者的临床预后，而且常规血栓抽吸与介入治疗后 30 天内卒中发生率增加相关，因此指南不推荐 STEMI 患者急诊冠状动脉介入治疗中常规使用血栓抽吸。但是，目前缺乏针对高血栓负荷状态下 STEMI 患者血栓抽吸的大型临床研究，对该类患者急诊冠状动脉介入治疗中充分的血栓抽吸可能获益。冠状动脉内给药能进一步提高血栓抽吸的效果，改善冠状动脉灌注。临床上最常使用的是糖蛋白 Ⅱ b/ Ⅲ a 受体拮抗剂（GPI）。多项研究表明冠状动脉内应用 GPI 是安全有效的，GPI 有降低血栓负荷、改善微血管灌注的作用。

在手术操作方面，为了避免血栓脱落至邻近血管，需要在邻近血管内置入导丝。器械从罪犯血管病变回撤时，可注射造影剂，以免器械将血栓带入邻近血管。

此外，冠状动脉内溶栓也是处理高血栓负荷病变的一种方法。既往研究表明早期静脉溶栓可减轻心肌再灌注损伤，但静脉溶栓出血风险高，然而冠状动脉内溶栓可充分作用于冠状动脉，药物剂量小，在减少出血风险的同时可减轻心肌再灌注损伤，有利于减少慢血流和无复流的发生，但尚需大规模临床研究证实其效果。本病例采用冠状动脉内溶栓，术中未出现无复流现象，无血栓脱落致远端栓塞现象，效果明显。

目前缺乏大规模针对高血栓负荷STEMI患者的研究，目前可选择的措施较多，但没有哪一种措施或哪一种方案是确定有效的。

（天津医科大学总医院　术　者：吴成程

指　导：李永乐）

病例 12. 重新架起生命的桥梁

【病例介绍】

患者，男性，79岁。主因"间断心前区不适伴胸闷15年，CABG术后5年，再发胸闷1个月"入院。间断心前区不适伴胸闷15年，2012年3月8日在全身麻醉非体外循环下行冠状动脉旁路移植术5支，此后规律药物治疗。近1个月，再发活动后胸闷症状。

既往史：高血压、糖尿病病史10余年，吸烟30余年，平均每日10支，戒烟6年，间断少量饮酒。COPD病史10余年，陈旧性脑梗死7年，未留明显后遗症。

入院体格检查：T 36℃，P 76次/分，R 16次/分，BP 139/77mmHg。神清，双肺呼吸音略粗，未及干、湿啰音。心音有力，律齐，未闻及病理性杂音。双下肢不肿。

【入院心电图】（图12-1）

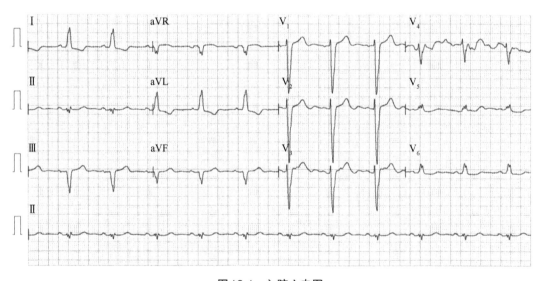

图12-1　入院心电图

【入院UCG】（图12-2）

申请科室：		内 科		病 房：		床 号：		仪器：GE-E9		
参数测量：										

M AND 2D 测量	AO	AOS-D	mm	AAO-D	34mm	AVO-Ds	mm	AVA-Ds	mm
	LV	LVS-Td	11～12mm	IVS-Ts	mm	LVPW-Td	10mm	LVPW-Ts	mm
		LV-Dd	49mm	LV-Ds	mm	MVA	cm²	LVOT-Ds	mm
	LA	LA-Ds (A-P)	37mm	LA-Ds (L-R)	mm	LA-Ds (S-I)	mm		
	PA	MPA-Ds	mm	RPA-Ds	mm	LPA-Ds	mm	PVA-Ds	mm
	RV	RV-Dd (A-P)	mm	RV-Dd (L-R)	30mm	RV-Dd (S-I)	mm	RVAW-Td	mm
		RVOT-Ds	mm						
	RA	RA-Ds (L-R)	30mm	RA-Ds (S-I)	mm				
心脏功能	LV	SV	ml	CO	l	EF	59%	FS	%
	RV	SV	ml	CO	l	EF	%	FS	%
	LA	RAEF	%	RASV	ml				
	RA	RAEF	%	RASV	ml				

		正常血流		反流	
多普乐测量		Vp(m/s)	△P(mmHg)	Vp(m/s)	△p(mmHg)
	MV	0.8/0.9			
	TV	0.6			
	AV	1.5			
	PV	0.8			

描述：

冠心病，冠状动脉旁路移植术后。

室间隔轻度增厚，左室游离壁厚度正常范围；室间隔中下段及左室下壁基底段运动减低，余室壁运动幅度尚可。二维双平面Simpson法测定左室射血分数正常范围。各房、室内径正常范围。

二尖瓣回声及活动尚可，前向血流频谱E峰小于A峰，半合时见微量反流信号。主动脉瓣回声稍厚、稍强，开放尚可，闭合时可见少量反流信号。余各瓣膜回声、活动及血流未见明显异常。

主动脉、肺动脉不宽。

心包腔内未见液性暗区。

EDV＝89ml，ESV＝36ml，SV＝53ml

结论：

冠心病，冠状动脉旁路移植术后

室间隔及左室壁节段性运动减低

室间隔轻度增厚，考虑与高血压有关

主动脉瓣钙化伴少量反流

左室舒张功能减低

图12-2 超声检查

【冠状动脉CT】 （图12-3）

冠状动脉各段显影情况如下表：

分段	1	2	3	4	5	6	7	8	9	10	11	12	13	14	15
狭窄程度															

狭窄程度以＋（轻度狭窄）、＋＋（中度狭窄）、＋＋＋（重度狭窄）、＋＋＋＋（闭塞）表示。

检查所见：冠状动脉旁路移植术后。左胸廓内动脉-前降支、主动脉-对角支、主动脉-回旋支、主动脉-钝缘支、主动脉-右冠状动脉均见桥血管。左胸廓内动脉-前降支、主动脉-对角支、主动脉-回旋支桥血管均通畅，远心段未见狭窄。主动脉-钝缘支桥血管基本通畅，远心段局部模糊，考虑中-重度狭窄。主动脉-右冠状动脉桥血管近段重度狭窄，吻合口处几近闭塞。冠状动脉为右优势型。前降支、回旋支、右冠状动脉多发散在钙化及混合斑块，管腔多发重度狭窄。后降支及左室后支有显影，未见有明确血流意义的狭窄。心脏各房室未见增大，左心室心尖部稍变薄，心肌密度均匀。所见主动脉见多发散在钙化。主动脉瓣见钙化。扫描范围两肺见多发散在大小不等类圆形透气影，左肺下叶间质纹理增多，呈蜂窝状改变。

印　　象：①冠状动脉旁路移植术后，左胸廓内动脉-前降支、主动脉-对角支、主动脉-回旋支桥血管均通畅；主动脉-钝缘支桥血管基本通畅，远心段考虑中-重度狭窄；主动脉-右冠状动脉桥血管近段重度狭窄，吻合口处几近闭塞。②冠心病，三支病变；主动脉硬化。③两肺气肿，左肺下叶间质病变，请结合临床。

图12-3　冠脉CT检查结果

【诊断】

①冠心病，不稳定型心绞痛，冠状动脉旁路移植术后；②高血压3级；③2型糖尿病；④陈旧性脑梗死；⑤慢性阻塞性肺疾病。

【药物治疗】

阿司匹林100mg每日1次，替格瑞洛180mg ST.＋90mg每日2次，瑞舒伐他汀10mg每晚1次，厄贝沙坦150mg每日1次，比索洛尔5mg每日1次。

【病例介入指征分析】

患者为老年男性，存在高血压、糖尿病、吸烟史等多种冠心病危险因素，既往CABG手术史，冠心病诊断明确，近期再发心绞痛症状，冠状动脉CT证实为冠状动脉及桥血管狭窄相关，存在介入治疗指征。

【**冠状动脉介入影像**】（图12-4～图12-16）

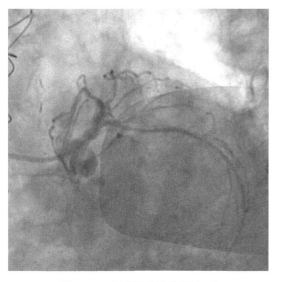

图12-4　左冠状动脉造影（1）

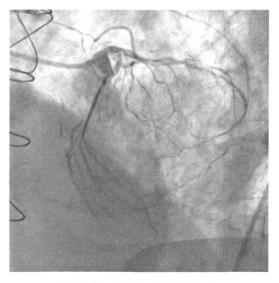

图12-5　左冠状动脉造影（2）

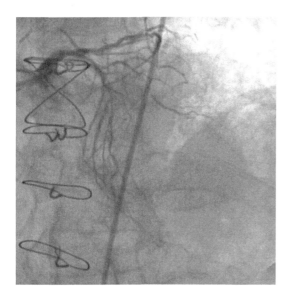

图12-6　左冠状动脉造影（3）

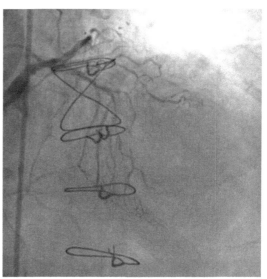

图12-7　左冠状动脉造影（4）

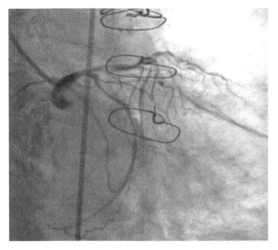

图12-8　左冠状动脉造影（5）

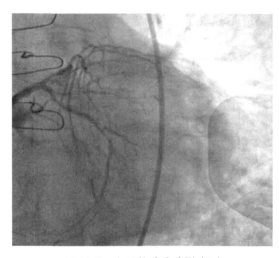

图12-9　左冠状动脉造影（6）

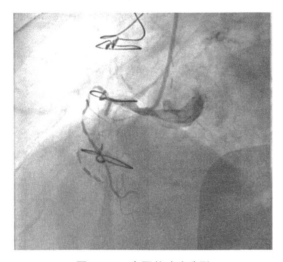

图12-10　右冠状动脉造影

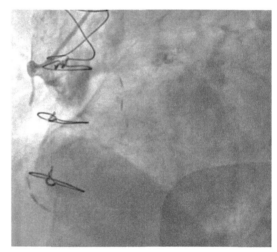

图12-11　桥血管造影（1）

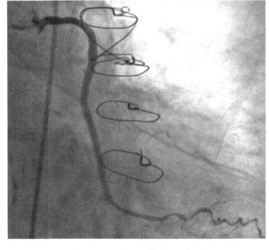

图12-12　桥血管造影（2）

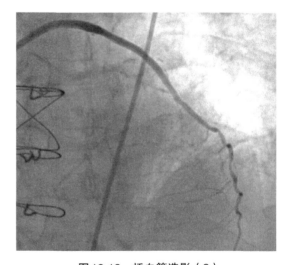

图12-13　桥血管造影（3）

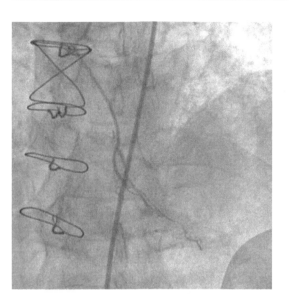

图12-14　桥血管造影（4）

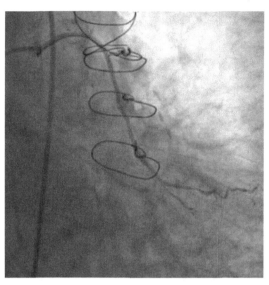

图12-15　桥血管造影（5）

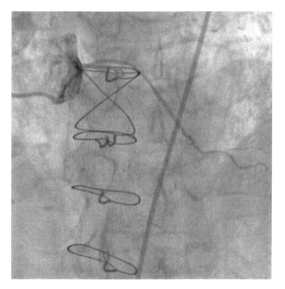

图12-16　桥血管造影（6）

【冠状动脉CTA】（图12-17，图12-18）

冠状动脉三支病变，LM未见狭窄，LAD及LCX弥漫性狭窄95%，RCA自近段完全闭塞；LIMA-LAD、AO-D、AO-OM1及AO-OM2均通畅；AO-RCA完全闭塞。

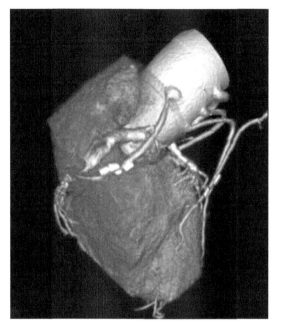

图12-17 冠状动脉CTA（1）

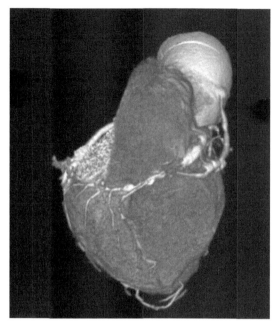

图12-18 冠状动脉CTA（2）

【冠状动脉介入影像】（图12-19～图12-32）

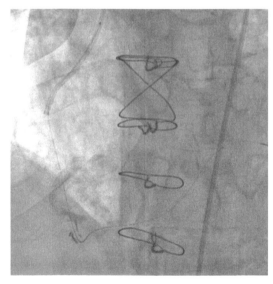

图12-19 预扩张球囊：Ryujin Plus 1.5mm×15mm 扩张闭塞段

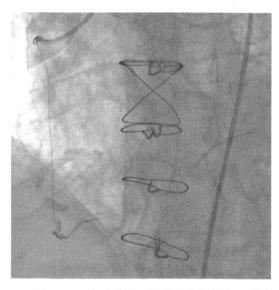

图12-20 复查造影，可见桥血管近段严重狭窄，Sapphire 2.5mm×15mm球囊扩张近段病变

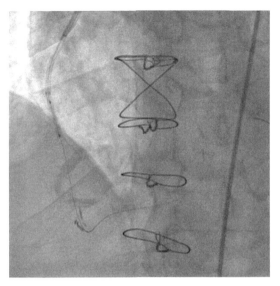

图 12-21 因指引导管支撑力不足，无法送入支架通过桥血管转折处，考虑送入 Guidezilla 辅助，但桥血管近段存在狭窄病变，送入 Guidezilla 存在风险，遂先置入支架 Alpha 3.0mm×24mm 至近段

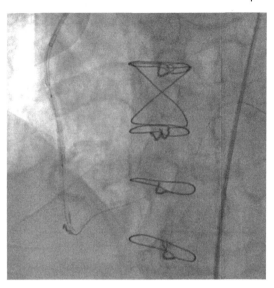

图 12-22 Gusta NC 3.25mm×15mm 充分后扩张

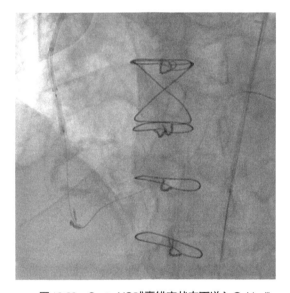

图 12-23 Gusta NC 球囊锚定状态下送入 Guidezilla 导管

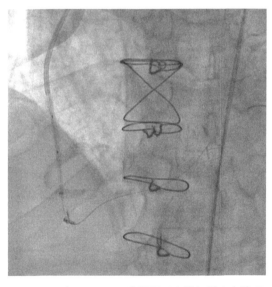

图 12-24 经 Guidezilla 造影显示血管远段病变情况

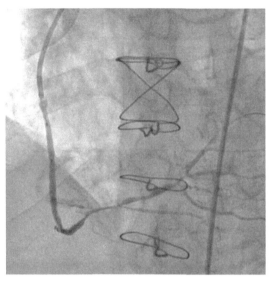

图 12-25　送入 Sapphire 2.0mm × 15mm 球囊充分预扩张远段病变

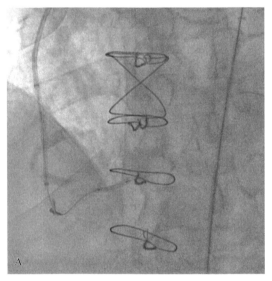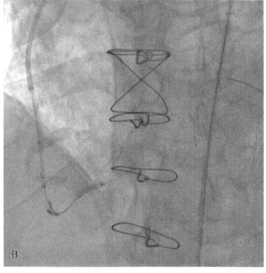

图 12-26　复查造影，结果满意

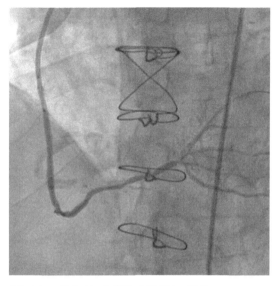

图 12-27　经 Guidezilla 送入支架 Alpha 2.75mm×29mm

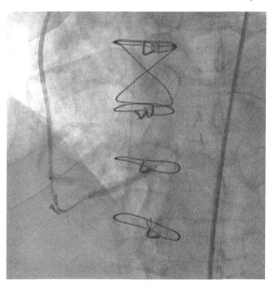

图 12-28　复查造影可见转折处存在严重狭窄

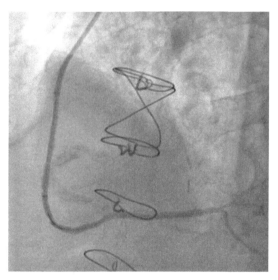

图 12-29　置入支架 Alpha 3.0mm×24mm

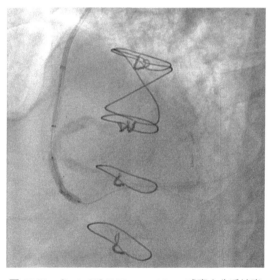

图 12-30　Gusta NC 3.25mm×15mm 球囊充分后扩张

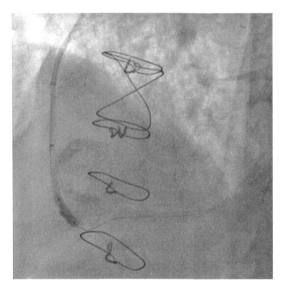

图12-31　复查造影结果（1）

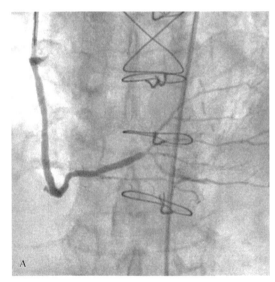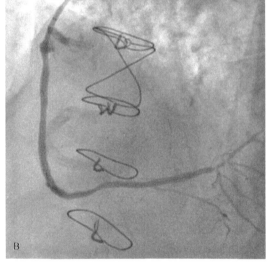

图12-32　复查造影结果（2）

【处理策略】

患者RCA为缺血相关血管，原位血管及桥血管均闭塞。常规来讲，首选开通原位血管。但是，本例患者RCA原位血管钙化严重，闭塞段长，闭塞时间久，开通成功率较低；而RCA桥血管闭塞主要为远段吻合口，闭塞段短，闭塞时间短，开通成功率较高。首选开通RCA桥血管。

处理RCA-Graft病变。

入路：右股动脉。

指引导管：AL 1.0。

指引导丝：Runthrough NS。

微导管：Finecross。

术中用药：阿司匹林＋替格瑞洛＋比伐卢定。

Runthrough NS 导丝在 Finecross 微导管支撑下无法顺利通过 GRAFT 远端吻合口。

更换导丝：Fielder XT，仍无法通过闭塞段。

更换导丝：Garia First，顺利通过闭塞段。

【术后讨论及专家点评】

随着医学水平的发展和进步，冠心病患者寿命得到显著延长，CABG 术后再发冠状动脉原位血管与桥血管病变目前已经越来越多地成为介入科医师经常面临的问题。虽然目前各国的血运重建指南在涉及 CABG 术后患者的血运重建时，都强烈推荐处理冠状动脉原位血管，这主要是源于大量循证医学的结果：处理原位血管的远期再通畅率与预后，都显著优于处理桥血管。但是，在临床工作中，患者病变往往比预期的情况复杂得多，原位血管往往存在慢性弥漫性病变，没有正常管腔，远段管腔纤细，超过 10 年的慢性闭塞性病变，复杂钙化长期病变，难以保护的复杂分叉病变且分叉丢失概率很大等情况，使得术中不得不选择处理桥血管，改善患者心肌供血。而桥血管的介入治疗，由于其解剖学上的特殊性，就注定了其往往要面对指引导管支撑力不足，术中易出现慢血流、无复流，闭塞性病变开通率低等难题。同时，桥血管支架置入远期再通畅率仍然是介入科医师不得不考虑的问题，在此情况下，介入科医师对药物球囊和准分子激光等新技术也进行了广泛的尝试。但是，遗憾的是，至今，在这方面仍然没有令人信服的循证医学证据推荐，更多的还是一些专家共识。本例患者为老年男性，存在高血压、糖尿病、吸烟等多种冠心病高危因素，既往 CABG 手术史，再发心绞痛症状，性质同前。

术前行冠状动脉 CT 提示，RCA 桥血管远端吻合口处完全闭塞，RCA 原位血管自近端完全闭塞，余桥血管均基本通畅。考虑患者症状来自于 RCA 供血区域缺血性改变，遂决定行冠脉造影检查。造影术中证实，患者 AO-SVG-RCA 桥血管 RCA 完全闭塞，自中段起未见显影。而 RCA 原位血管自近端完全闭塞，且闭塞段管腔严重钙化，闭塞段长度超过 90mm，原位开通难度极大，且存在巨大风险。患者高龄，存在 COPD 及脑梗死病史，再次行 CABG 风险极大，介入干预成为首选。虽然冠状动脉造影 RCA 桥血管自中段起未见显影，但结合患者术前门诊 CTCA 结果，考虑 RCA 远端吻合口闭塞段并不长，而中段血管造影剂下不能显影，很可能为远端吻合口闭塞所致，遂决定尝试介入干预 RCA 桥血管。选择 AL1.0 指引导管提供相对强的支撑力，Finecross 微导管、Runthrough NS 导丝能够顺利通过桥血管近中段，但无法通过远端吻合口。这就证明，桥血管近中段虽然也存在狭窄病变，但远端 CTO 病变才是手术成败的关键点。桥血管 CTO 病变处理的主要难点是指引导管无法提供足够的支撑力。

本例患者使用 AL1.0 联合 Finecross 微导管，更换 Fielder 导丝仍无法通过的，遂更换 Gaia First 导丝穿刺成功，建立通道。但预扩张球囊因指引导管支撑力不足，无法顺利通过桥血管转折处到达病变，遂经指引导管送入 Guidezilla 导管辅助，增强支撑力，顺利预扩张病变。充分预扩张后，考虑桥血管吻合口为 CTO 病变，不适合药物球囊处理，遂决定置入支架。考虑 RCA 桥血管近中段存在严重狭窄病变，而远段支架很难在 Guidezilla 不进行深插操作的情况下到位，而深插 Guidezilla 容易导致近中段血管病变夹层等并发症，遂决定优先在近中段置入支架1枚，并充分后扩张，为置入远段支架提供条件。完善近中段支架后，远段支架在Guidezilla已经深插的情况下仍不能通过桥血管转折处，遂采用球囊锚定技术，将Guidezilla导管远端送过桥血管转折处，到达桥血管水平段，再经Guidezilla送入支架，顺利到达病变处，释放。此后，经充分后扩张，获得满意效果。

整个手术过程中，策略制定合理，操作熟练，器械选择合理，结果满意。美中不足的是术中未能采用腔内影像学技术进行辅助。对于复杂冠状动脉病变，尤其是桥血管病变，腔内影像学检查有助于识别斑块性质，辅助手术策略的选择，识别术中并发症，评价手术即刻效果，应考虑使用。

（泰达国际心血管病医院　术　者：敬　锐

指　导：林文华）

病例13. 利器在手，何惧磐石

【病例介绍】

患者，男性，62岁。主因"发作性胸痛2年，加重1周"入院。患者入院前2年突发胸痛、胸闷，急诊就诊于当地医院诊断为"急性心肌梗死"，急诊冠状动脉造影示：右冠状动脉远段闭塞，前降支近段严重狭窄，于前降支置入支架1枚。患者平素规律服用抗血小板、降血脂药物，无胸痛发作。入院前1周，再次出现活动后胸背部疼痛，休息5分钟后症状逐渐缓解，并进行性加重。为求诊治就诊于我院。

既往史：高血压病史8年，最高BP 170/100mmHg，间断服药。糖尿病病史10年，间断口服降糖药。脑梗死病史2年，目前左侧肢体活动欠利。

吸烟30年，平均每日20支，已戒烟2年；饮酒30年，平均每日200g，已戒酒2年。

【入院心电图】（图13-1）

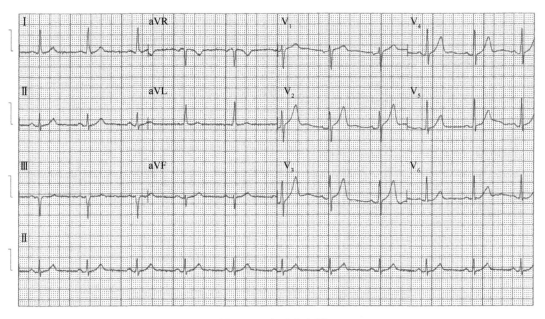

图13-1　入院心电图

【入院UCG】（图13-2）

参数测量：

M AND 2D 测量	AO	AOS-D	mm	AAO-D	31mm	AVO-Ds	mm	AVA-Ds	mm
	LV	LVS-Td	10mm	IVS-TS	mm	LVPW-Td	10mm	LVPW-Ts	mm
		LV-Dd	46mm	LV-Ds	mm	MVA	cm²	LVOT-Ds	mm
	LA	LA-Ds (A-P)	39mm	LA-Ds (L-R)	mm	LA-Ds (S-I)	mm		
	PA	MPA-Ds	mm	RPA-Ds	mm	LPA-Ds	mm	PVA-Ds	mm
	RV	RV-Dd (A-P)	mm	RV-Dd (L-R)	32mm	RV-Dd (S-I)	mm	RVAW-Td	mm
		RVOT-Ds	mm						
	RA	RA-Ds (L-R)	32mm	RA-Ds (S-I)	mm				
心功能	LV	SV	ml	CO	l	EF	58%	FS	%
	RV	SV	ml	CO	l	EF	%	FS	%
	LA	RAEF	%	RASV	ml				
	RA	RAEF	%	RASV	ml				

多普乐测量		正常血流		反流	
		Vp(m/s)	△P(mmHg)	Vp(m/s)	△p(mmHg)
	MV	0.7/1.1			
	TV	0.6			
	AV	1.3			
	PV	1.0			

描述：

冠心病，外院冠状动脉支架置入术后：

左房饱满，余房、室不大。室间隔及左室游离壁厚度尚可，左室下壁基底段运动似有减低，余室壁运动尚好。二维双平面Simpson法测量左室射血分数正常范围。室间隔中部与左室侧壁心尖部之间可见条索样回声相连（左室假腱索）。

二尖瓣回声及活动尚可，前向血流频谱E峰小于A峰。余瓣膜回声、活动及血流未见异常。

主动脉、肺动脉不宽。

心包腔内未见液性暗区。

LVEDV＝62ml　　　ESV＝26ml　　　SV＝36ml

结论：

冠心病，冠状动脉支架置入术后。

左室下壁基底段可疑运动减低。

左室舒张功能减低。

图13-2　超声检查

[化验检查]（表13-1）

表13-1 化验检查

	项目	结果	参考范围	单位
1	葡萄糖（GLU）	6.9↑	3.9～6.1	mmol/L
2	丙氨酸氨基转移酶（ALT）	39	0～40	U/L
3	天冬氨酸氨基转移酶（AST）	26	0～45	U/L
4	谷草/谷丙（AST/ALT）	0.7	0～64	u/l
5	γ-谷氨酰转肽酶（GGT）	37	0～64	u/l
6	总蛋白（TP）	70	60～82	g/L
7	白蛋白（ALB）	40	35～50	g/L
8	球蛋白（GLO）	30	25～35	g/L
9	白球比（A/G）	1.3	1.3～2.5	
10	总胆红素（TBIL）	21.6↑	1.7～20.0	umol/L
11	结合胆红素（DBIL）	9.3↑	0～6.8	umol/L
12	间接胆红素（IBIL）	12.3	3.4～17.1	umol/L
13	碱性磷酸酶（ALP）	68	40～150	U/L
14	尿素（UREA）	3.7	2.9～8.3	mmol/L
15	尿酸（UA）	409	180～440	umol/L
16	肌酐（CREA）	55	30～106	umol/L
17	钾（K）	4.2	3.5～5.5	mmol/L
18	钠（Na）	141	135～145	mmol/L
19	氯（Cl）	106	96～110	mmol/L
20	二氧化碳结合力（CO₂CP）	26	21～31	mmol/L
21	总胆固醇（TCHOL）	2.6↓	2.8～5.2	mmol/L
22	三酰甘油（TG）	0.86	0.56～1.7	mmol/L
23	高密度脂蛋白胆固醇（HDL-C）	0.73↓	0.90～1.55	mmol/L
24	低密度脂蛋白胆固醇（LDL-C）	1.67	0～3.38	mmol/L
25	乳酸脱氢酶（LDH）	184	109～245	U/L
26	肌酸激酶（CK）	42	38～174	U/L
27	肌酸激酶同工酶（CK-MB）	9	0～25	U/L
28	线粒体同工酶（ASTm）	6	0～15	U/L

【诊断】

①冠心病，不稳定型心绞痛，陈旧性心肌梗死，冠状动脉支架术后；②高血压2级，极高危型；③2型糖尿病；④陈旧性脑梗死。

【药物治疗】

阿司匹林 100mg 每日1次，替格瑞洛 90mg 每12小时1次＋180mg ST.，瑞舒伐他汀 10mg 每晚1次，厄贝沙坦 150mg 每日1次，比索洛尔 2.5mg 每日1次，二甲双胍 250mg 每日3次，格列美脲 2mg 每日1次。

【病例介入指征分析】

患者为中年男性，存在高血压、糖尿病、吸烟史等冠心病危险因素，既往冠状动脉介入干预史，陈旧性心肌梗死病史，冠心病诊断明确。本次再发典型心绞痛症状入院。行冠状动脉介入检查治疗指征明确。

【冠状动脉介入影像】（图13-3）

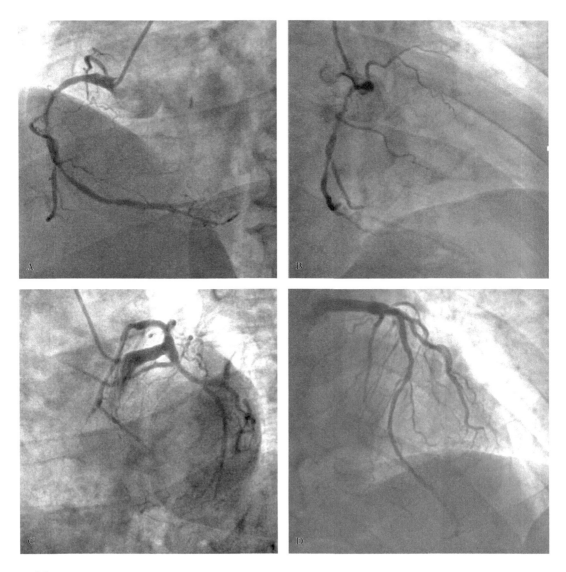

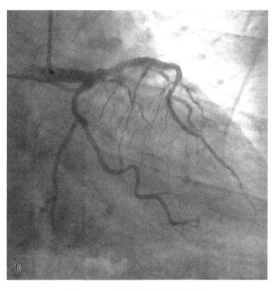

图13-3　冠状动脉造影结果

LM未见狭窄，LAD支架通畅，RCA全程弥漫钙化病变，中段次全闭塞，远段显影不清，TIMI血流2⁻级。

依据冠状动脉造影结果，右冠状动脉为患者缺血相关血管，但存在严重狭窄钙化，可能需要Guidezilla辅助，必要时需要冠状动脉旋磨。

【用药治疗】

术前用药：替格瑞洛＋阿司匹林。

术中用药：比伐卢定。

入路血管：桡动脉。

指引导管：6F SAL 1.0。

指引导丝：Sion。

应用Artimes 1.5mm×15mm球囊无法通过狭窄病变（图13-4）。

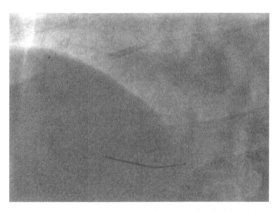

图13-4　1.5mm×1.5mm球囊无法通过狭窄病变

更换AL1.0指引导管，更换Artimes 1.0mm×15mm球囊，并在Guidezilla的支撑下，仍然无法通过狭窄病变（图13-5）。

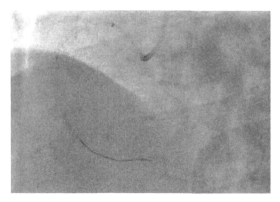

图13-5　更换AL1.0指引导管并加用Guidezilla 1.5mm×1.5mm球囊仍无法通过病变

更换股动脉入路，送入7F SAL1.0指引导管，1.5mm旋磨头16万～17万转速旋磨（图13-6）。

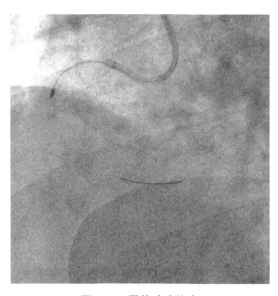

图13-6　冠状动脉旋磨

多次反复旋磨后，成功通过狭窄钙化病变处（图13-7）。

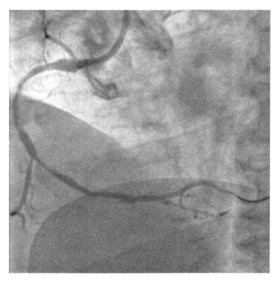

图13-7　旋磨后造影

更换Score Flex双导丝球囊2.5mm×15mm继续充分预扩张病变（图13-8）。

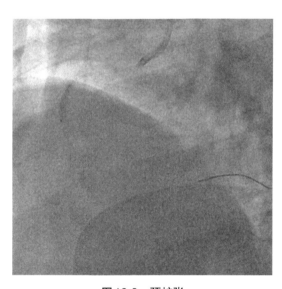

图13-8　预扩张

反复多次充分预扩张后，结果满意（图13-9）。

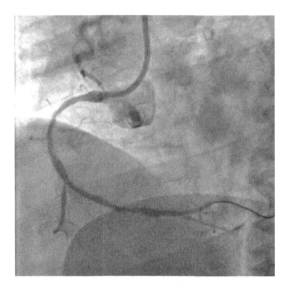

图13-9　预扩后造影

远段置入Alpha 3.0mm×29mm支架（图13-10）。

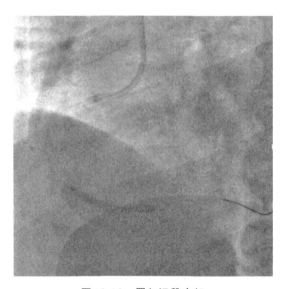

图13-10　置入远段支架

中段串联 Alpha 3.5mm×29mm 支架，14atm 释放，近段支架仍膨胀不佳（图 13-11）。

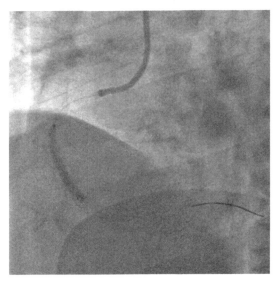

图 13-11　置入中段支架

复查造影，残余狭窄 50%，支架膨胀不良（图 13-12）。

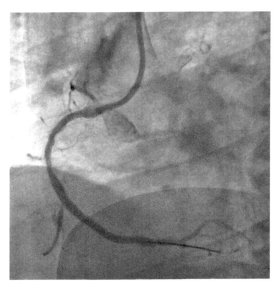

图 13-12　造影示支架膨胀不良

采用后扩张球囊后扩张，考虑直接采用直径3.5mm的后扩张球囊直接高压后扩张，容易造成血管夹层甚至破裂穿孔等并发症，遂采用逐级升级加压后扩张方法。首选Hiryu 3.0mm×10mm后扩张球囊，从14~16atm起，反复多次加压后扩张，并逐渐提高压力，直至达到26~28atm（图13-13）。

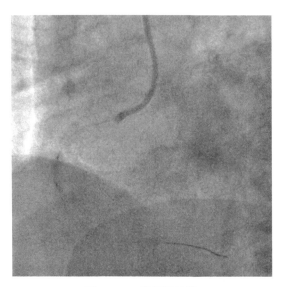

图13-13　高压后扩张

复查造影结果如图13-14。

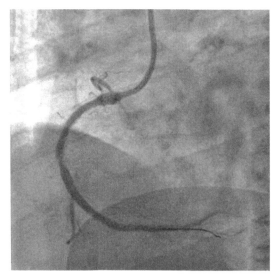

图13-14　后扩张后造影结果

近段串联Alpha 4.0mm×29mm支架（图13-15）。

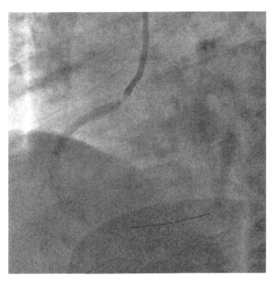

图13-15　置入近段支架

按照计划，更换Hiryu 3.5mm×10mm后扩张球囊，继续逐步加压后扩张（图13-16），自16～18atm起始，逐步加压至24～26atm。

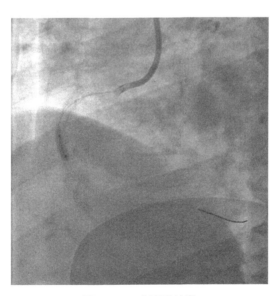

图13-16　高压后扩张

复查造影结果如图13-17，残余狭窄20%，基本满意。

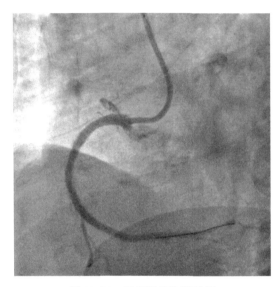

图13-17　后扩张后造影结果

近段换用Hiryu 4.0mm×15mm后扩张球囊整形（图13-18）。

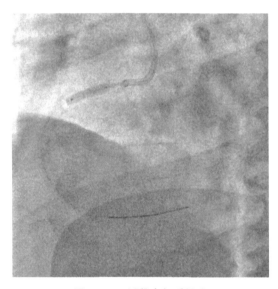

图13-18　近段支架后扩张

最终结果满意（图13-19）。

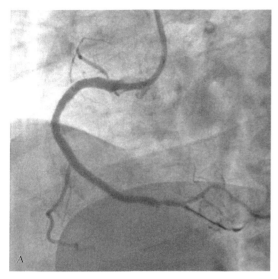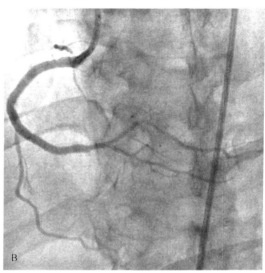

图13-19　最后结果

【术后讨论及专家点评】

患者为中年男性，存在高血压、糖尿病、吸烟等多种冠心病高危因素，2年前曾因急性前壁心肌梗死行急诊介入干预，于前降支置入支架1枚。本次再发心绞痛入院，症状典型，性质较前相似，高度怀疑冠状动脉再发狭窄闭塞病变。术前完善相关检查化验，GRACE评分107分，择期行冠状动脉造影证实为右冠状动脉中段次全闭塞伴严重钙化病变，Syntex评分18分。结合患者既往病史及目前症状，考虑该病变为患者目前缺血相关病变。患者前降支支架通畅，左主干及回旋支未见严重狭窄病变，Syntex评分＜22分。根据ESC公布的NSTEACS血运重建指南，建议行PCI治疗。

术前充分讨论，该病变主要难度为严重狭窄伴钙化，且远端血管显示不清，血管条件难以判断。选择右桡动脉入路，阿司匹林＋替格瑞洛双抗，比伐卢定抗凝，在增强抗栓效果的同时，兼顾出血风险。选用SAL1.0指引导管，配合操控性较好的Sion导丝，通过病变部位后，Artimes直径1.5mm球囊无法通过病变。果断更换AL1.0指引导管，Guidezilla加持下尝试Artimes直径1.0mm球囊，仍无法通过病变。遂更换手术策略，经股动脉入路，7F指引导管加持下启动旋磨操作。1.5mm旋磨头充分打磨后，双导丝球囊继续充分预处理。经充分预处理，支架能够顺利通过，但是支架在钙化狭窄处释放后，明显膨胀不良，残余狭窄50%。后采用后扩张球囊直径逐步升级策略，进行分部后扩张，先后采用3.0mm直径、3.5mm直径及4.0mm直径后扩张球囊，压力从14atm逐渐增至26～28atm，选用长度为10mm的短球囊，最终完成后扩张，结果满意。这种逐步选用短球囊，逐步增加球囊直径大小，且加压过程中缓慢逐步加压的做法，能合理规避可能发生的血管破裂之类的并发症，最终取得了满意的贴壁效果。

该例介入治疗，策略得当，技术合理，操作熟练，结果满意。术中手术策略的切换及时果断，符合当前指南推荐的主动旋磨策略，避免了在反复扩张不理想情况下，被动启动旋磨策略时，所面临的导丝交换以及内膜剥脱等并发症风险。美中不足的是，术中未能进行腔内影像学辅助指导，对于此类严重钙化狭窄病变的患者，术前腔内影像学评估有助于手术策略的制定和手术器械的选择，术中有助于并发症的判断与识别，术后则有助于钙化段支架贴壁效果的评判，对复杂冠状动脉介入治疗具有重要的辅助价值。

（泰达国际心血管病医院　术　者：敬　锐

指　导：林文华）

病例 14. 纤曲重叠慢性闭塞桡股切换难题解决

【病例介绍】

患者，男性，78岁。主因"冠状动脉支架置入术后12年，间断胸闷、胸痛20天"入院。患者12年前因急性心肌梗死溶栓治疗后行PCI术置入2枚支架，入院前20天患者无诱因出现胸闷、胸痛，阵发性发作，症状持续约20分钟缓解。

既往史：高血压病史5年，无糖尿病病史。吸烟史40年，每日20支，戒烟10年，无饮酒史。

入院体格检查：T 36.5℃，P 76次/分，R 16次/分，BP 139/77mmHg。神清，双肺呼吸音粗，未闻及干、湿啰音，心音有力，心律齐，未闻及病理性杂音。双下肢不肿。

【入院心电图】（图14-1）

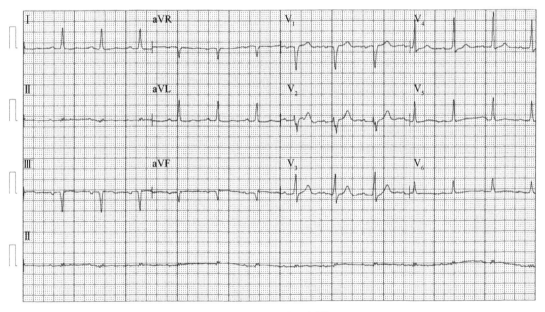

图14-1　入院心电图

【入院UCG】

LVDD 52mm，LVEF 51%，左室下壁中上段及左室后壁略薄，运动减弱，二尖瓣少量反流。升主动脉宽度33mm。

【化验检查】

CK 116U/L，CKMB 15U/L，TnT 0.001ng/ml，Cr 68μmol/L，Ccr 89ml/min，BNP 293ng/ml。

【诊断】

①冠心病，不稳定型心绞痛，陈旧性心肌梗死，冠状动脉支架置入术后状态，心功能 I

级；②高血压1级。

【缺血及出血评分】

GEACE评分125分，CRUSADE评分27分。

【药物治疗】

阿司匹林100mg每日1次＋300mg ST.，氯吡格雷75mg每日1次＋300mg ST.，阿托伐他汀20mg每晚1次，厄贝沙坦150mg每日1次。

【病例介入指征分析】

患者为老年男性，存在高血压、吸烟史等冠心病危险因素，因典型的缺血性胸痛症状入院，从症状推测，入院前20天再发心绞痛，诊断不稳定型心绞痛成立。入院后给予强化抗血栓、调脂、稳定斑块、减轻心肌耗氧等治疗。下一步关于介入指征方面，虽然GEACE评分125分，结合目前NSTACS指南（ESC）行冠状动脉介入检查治疗为Ⅰ类推荐。

【冠状动脉介入影像】（图14-2～图14-7）

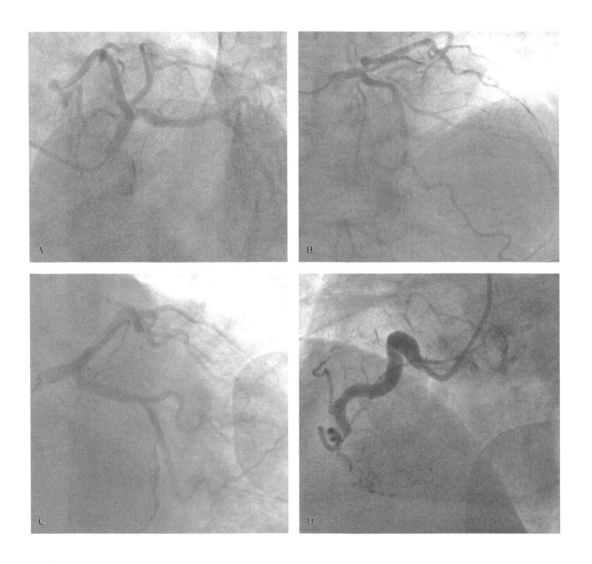

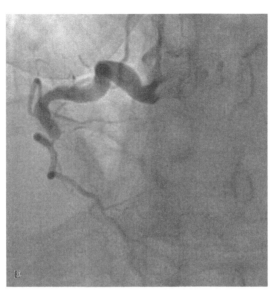

图14-2 冠脉介入影像（1）

LM未见狭窄，LAD近段可见支架影，支架通畅无狭窄，LCX通畅无狭窄，RCA近段纤曲，中段第二转折后完全闭塞，远段依赖少量桥侧支循环延迟显影（collateral connections 一级）。

依据冠状动脉造影结果，我们发现：①头臂干走行纤曲（Ⅰ型），开口位置高；②右冠状动脉开口向下，近中段极度纤曲，中段第二转折后为完全闭塞病变，考虑为CTO病变。

PCI解决右冠状动脉病变（右桡动脉路径，6F AL0.75指引导管、Fielder XT、Finecross）。

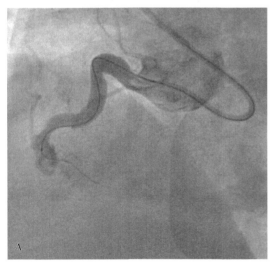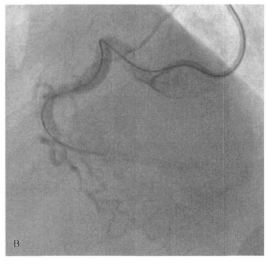

图14-3 冠脉介入影像（2）

近段血管纡曲，指引导管支撑力不足，更换股动脉入路，指引导管更换为6FAL1.0。

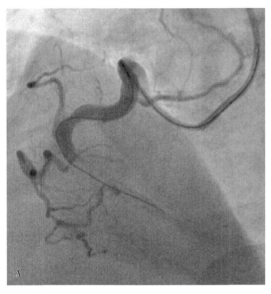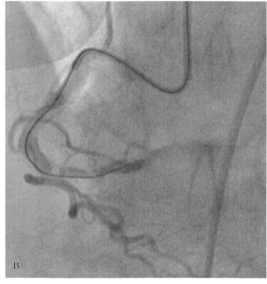

图14-4 微导管支撑下送入Gaia2th通过闭塞病变

在Guidezilla延长导管、微导管支撑下送入Gaia2th导丝通过闭塞病变，多体位投照确认导丝位于血管真腔。

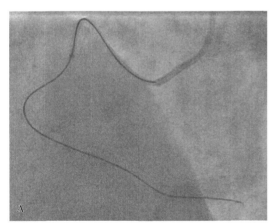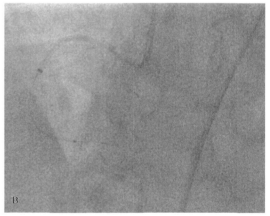

图14-5 Guidezilla延长导管支撑下预扩张病变

依次送入 Ryujin Plus 1.25mm，Sapphire 1.5mm×15mm 球囊预扩张。

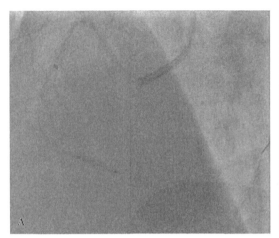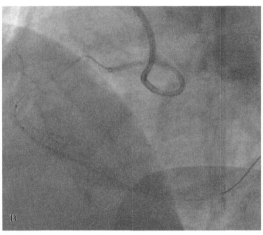

图 14-6　Guidezilla 延长导管支撑下置入支架

用 Guidezilla 延长导管支撑下串联置入 Alpha 3.0mm×34mm，4.0mm×19mm 支架 2 枚，再以 4.0mm×12mm 后扩张球囊 20atm 后扩张。

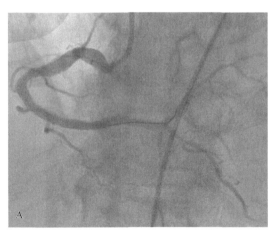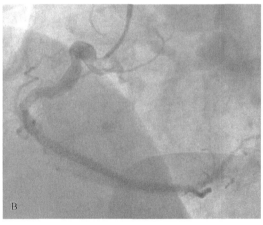

图 14-7　最终结果

【专家点评】

患者为老年男性，既往前降支有介入治疗史，本次因为胸痛 20 余天住院复查造影，无急性心肌梗死证据。造影提示前降支原支架通畅，而右冠状动脉闭塞，而近段管腔直径较大，考虑介入治疗，开通右冠状动脉是合理的选择。介入过程中遇到了锁骨下动脉纤曲，主动脉增宽，甚至扭曲，右冠状动脉开口段向下，闭塞段近段纤曲，导管支撑力不足，器材病变难以通过等问题，最终得以克服困难，完成支架手术。

1. 首先是入路的选择。目前国内介入治疗以桡动脉入路为主，达 90% 的比例，该患者头臂干纤曲，右冠状动脉开口向下，右冠脉近段纤曲合并侧向弯曲，中段第二屈膝部以后完全闭塞，经桡动脉进行冠状动脉介入治疗。选用指引导管同轴性尚可，但是支撑力显著不足，需提供较大支撑力，之后改为股动脉入路，指引导管选择6FAL1.0，介入治疗中应根据入路的情况，灵活选用桡动脉，必要时左桡动脉改为经股动脉入路，往往可以使用更大内径的导管，指引导管也有更多的型号选择，而不应该一味采用桡动脉入路，浪费更多的时间和精力，当然，年轻术者经历的股动脉入路较少，穿刺及术后并发症发生率更好，值得注意。

2.此病例难点在于右冠状动脉近段纤曲，闭塞段位于第二转折后，一开始低估了病变的通过难度，根据病史似乎病变闭塞时间不长，但是病变的特征又提示该病变为慢性闭塞病变，仔细观察该病变形态，为钝头残端，残端伴有分支，闭塞段长度不好判断，没有看到明确的侧支循环，闭塞段近端血管扭曲，这些都增加了手术的难度。闭塞段较硬，术中选用Finecross微导管辅助，Gaia2导丝逐渐通过病变，交换工作导丝，再以小球囊逐渐扩张，最后得以开通病变，置入支架。实际支架长度较术前判断的闭塞段明显增加，是在开通闭塞段过程中出现闭塞段远端的夹层，最终以长支架覆盖。

3.延长导管的选择：此病例术中应用了延长导管，临床上器械输送遇到困难时，为增加支撑力，会采用延长导管的方法。在处理严重钙化、近端扭曲或慢性闭塞等复杂冠状动脉病变时，指引导管支撑力不足而经常导致介入治疗失败或出现明显并发症。特别是经过预扩张，病变出现夹层，病变不稳定时经常出现血流中断、支架脱载的临床状况。提高支持力和器械通过性，可以采用双导丝技术、球囊锚定技术、子母导管技术、5进6双导管技术，都有优缺点和使用范围。Guidezilla延长导管技术为支撑力不足和通过性欠佳提供了很好的解决方案，特别是保留了冠状动脉内初始时置入的钢丝，避免了某些情况下重新进入导丝时误入血管夹层的风险（特别是在球囊扩张后）。

Guidezilla延长导管是一种能与6F指引导管兼容的单腔快速交换导管，由推送杆和导引导管段组成。Guidezilla TM延长导管总长度145cm，推送杆长120cm，由不锈钢海波管构成；导引导管段长25cm，由特殊的钢丝编织网和聚合物结构构成，其特点如下（图14-8）。

（1）Guidezilla TM延长导管具有较大内径，能确保介入治疗器械的输送；具有较小的外径，能与更多尺寸的指引导管兼容。

（2）Guidezilla TM延长导管具有优异的推送性和抗折性，与推送杆由不锈钢海波管构成及导引导管由钢丝编织网和聚合物结构构成有关。

（3）Guidezilla TM延长导管外表面的亲水涂层减小了摩擦力，改善了通过复杂、纤曲病变的可输送性。

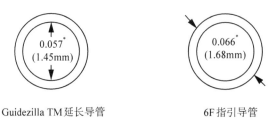

图14-8　延长导管

在本例患者中，鉴于血管条件限制，使用延长导管，提供更大的柔顺性和光滑的表面，为PCI治疗创建了一条通路，使导丝、球囊、支架得以通过，为达到病变部位，起到了至关重要的作用。否则手术难以完成。该导管一般用于复杂冠状动脉病变，包括钙化-弥漫病变、血管纤曲、远端病变等，是介入中不可多得的利器。

（泰达国际心血管病医院　术　者：段文涛

指　导：张　峰）

参 考 文 献

吕树铮，陈韵岱. 冠脉介入诊治技巧及器械选择. 3版. 北京：人民卫生出版社，2015.

病例15. 取舍之间，方显智慧

【病例介绍】

患者，男性，77岁。主因"间断胸痛20天"入院。患者自20天前开始，无明显诱因出现胸骨后闷痛，伴出汗，持续不缓解，就诊于外院，考虑"急性下壁心肌梗死"，行冠状动脉造影检查结果示左主干至前降支近段钙化，最重狭窄约60%，回旋支发育较小，开口次全闭塞；右冠状动脉近中段弥漫钙化病变，最重90%狭窄。予以药物治疗后症状明显改善。今患者为求进一步诊治入住我院。

既往史：高血压病史、吸烟史。

入院体格检查：T 36.2℃，P 58次/分，R 16次/分，BP 111/63mmHg。神清，双肺未闻及湿啰音，HR 58次/分，心律齐，各瓣膜听诊区未闻及病理性杂音。双下肢无水肿。

【入院心电图】（图15-1）

窦性心律，完全性右束支传导阻滞，急性下壁心肌梗死。

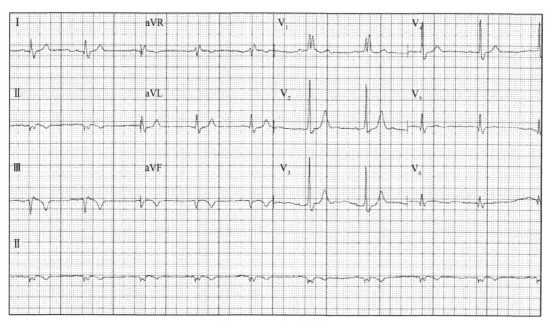

图15-1　入院心电图

【入院UCG】（图15-2）

描述：

床旁超声：

左心轻度增大，右心大小正常范围。室间隔及左室游离壁厚度尚可，左室下壁、后壁及侧壁中上段运动减低，余室壁运动尚可。二维双平面法测量左室射血分数尚在正常范围。

二尖瓣回声及活动尚可，前向血流频谱E峰小于A峰，闭合时见少量反流信号。余各瓣膜回声及活动未见异常。

主动脉、肺动脉不宽。

心包腔内未见液性暗区。

LVEDV＝138ml，ESV＝67ml，SV＝36ml

结论：

冠心病。

左室下、后、侧壁心肌梗死。

二尖瓣少量反流。

左室舒张功能减低。

图15-2　超声检查

【化验检查】

Cr 53μmol/L，CK、CK-Mb正常，总胆固醇3.6mmol/L，LDL-C2.3mmol/L。

【诊断】

①冠状动脉粥样硬化性心脏病，急性下壁心肌梗死，心功能Ⅰ级（Killip分级）；②高血压3级，极高危。

【缺血及出血评分】

GEACE评分153分，CRUSADE评分15分。

【药物治疗】

阿司匹林100mg每日1次，氯比格雷75mg每日1次，阿托伐他汀20mg每晚1次，单硝酸异山梨酯片20mg每日2次。

【病例介入指征分析】

患者为老年男性，有高血压、吸烟等冠心病危险因素，本次因典型的缺血性胸痛症状入院，外院冠状动脉造影可见前降支近段钙化伴60%狭窄，回旋支发育较小，开口次全闭塞，右冠状动脉近中段弥漫钙化病变，最重90%狭窄。心电图、心脏超声提示急性下壁心肌梗死。入院后给予强化抗血栓、调脂、稳定斑块、减轻心肌耗氧等治疗。该患者GEACE评分153分，属于高危患者，应积极行介入治疗。

【冠状动脉介入影像】（图15-3～图15-7）

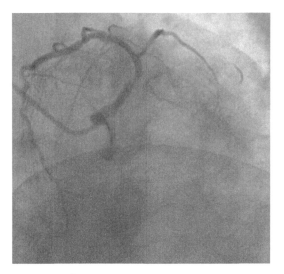

图15-3　LAO30°＋CAU30°

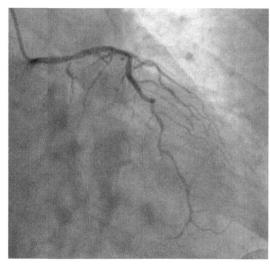

图15-4　AP＋CAU30°

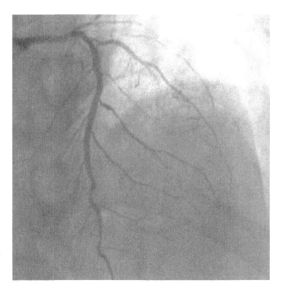

图15-5　AP＋CRA30°

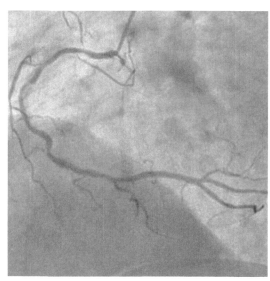

图15-6　LAO30°

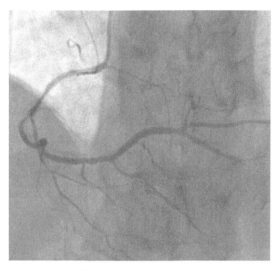

图 15-7 AP + CRA30°

左主干未见狭窄闭塞病变。前降支近段可见长段钙化，狭窄约 60%。回旋支发育较小，自开口次全闭塞。右冠状动脉近中段可见长段钙化影，弥漫性狭窄最重约 90%。

【治疗策略】（图 15-8 ～图 15-14）

该患者因急性下壁心肌梗死入院，冠状动脉造影显示回旋支次全闭塞，但回旋支发育较小，介入干预获益较小，并且干预回旋支开口有可能累及左主干末端及前降支开口，手术风险较高。右冠状动脉近中段最重狭窄约 90%，干预右冠状动脉患者获益较大，此处病变伴有明显钙化，采用旋磨预处理钙化病变，有利于支架置入。

首先，送入引导钢丝，顺利通过 RCA 狭窄病变至远端，微导管交换旋磨导丝，沿导丝送入 1.5mm 旋磨头（右桡动脉路径，6F SAL 1.0 指引导管、Versu turn 导丝，Finecross 微导管）。

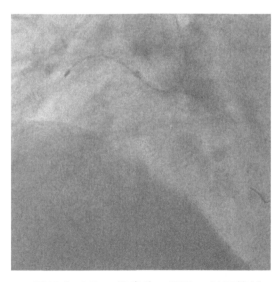

图 15-8 1.5mm 旋磨头，13 万 ～ 14 万转 / 分，旋磨 5 次

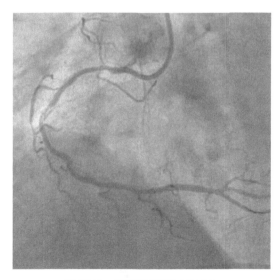

图 15-9 旋磨后造影 LAO30°

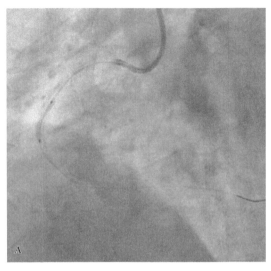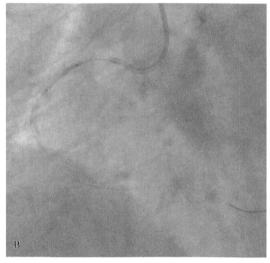

图 15-10　Acorstak 2.0mm×15mm 球囊，10atm 预扩张

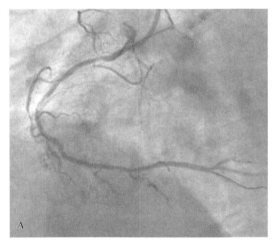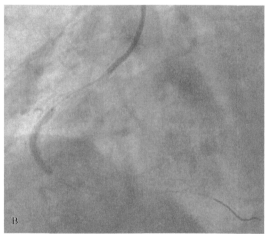

图 15-11　桓晨 3.0mm×29mm 支架，10atm 释放支架

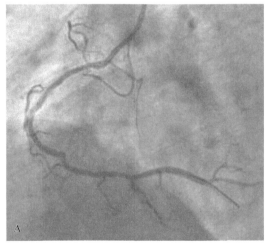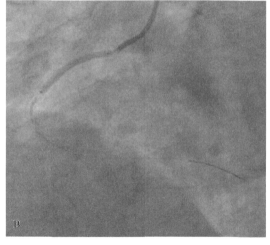

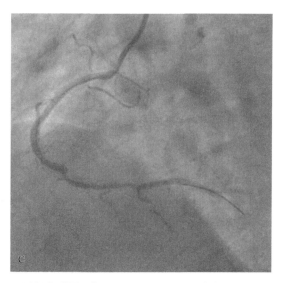

图15-12　近段串联置入桓晨 3.0mm×29mm 支架，10atm 释放支架

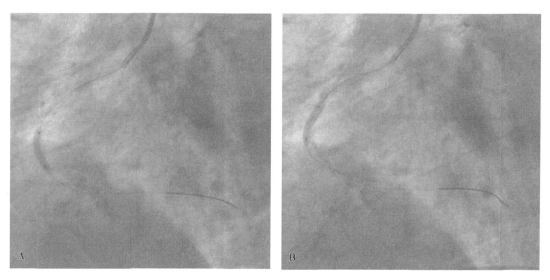

图15-13　Apollo 3.0mm×15mm 球囊20atm 充分后扩张

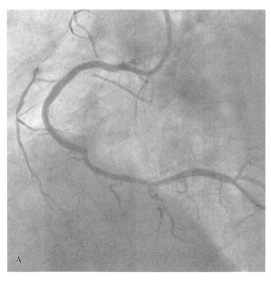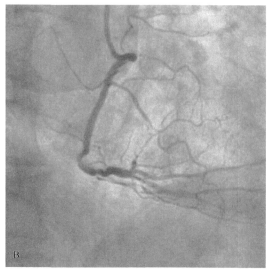

图15-14　最后结果

【专家点评】

1.治疗策略选择：患者为急性下壁心肌梗死，回旋支与右冠状动脉均有可能为靶血管，回旋支发育细小，供血范围小，干预回旋支可能累及前三支，操作风险高获益小。右冠状动脉供血范围大，干预后患者获益大，因此选择干预右冠状动脉策略。

2.患者右冠状动脉开口平直，一般用JR系列指引导管较合适，考虑到从右桡动脉路径，且需要旋磨，需要有较强的支撑力，故用6F SAL1.0指引导管，此导管较JR系列导管支撑力较强，并且安全性较AL系列导管要好。

3.重度钙化病变是传统球囊血管成形术失败的危险因素。同时，中重度钙化还与急性冠脉综合征患者支架置入术后主要不良心脏事件的发生和慢性完全闭塞病变手术成功率下降密切相关。经皮冠状动脉旋磨术（PTRA）主要应用于导丝可以通过而预扩张球囊导管不能通过，以及预扩张球囊不能有效扩张的钙化纤维斑块，同时也应用于旋磨钙化结节从而保证支架充分扩张及贴壁良好。

4.《冠状动脉内旋磨术中国专家共识（2017）》推荐的适应证：①血管内膜严重钙化病变；②球囊无法通过或无法充分扩张病变。禁忌证：①旋磨导丝无法通过的病变；②明显富含血栓的病变；③静脉桥血管病变；④大于90°的成角病变（易导致导丝断裂）；⑤严重螺旋性夹层。6F指引导管可最大通过1.75 mm的旋磨头，可进行大部分旋磨操作，应尽量选用弯折较少的指引导管，如EBU、XB等，可提供较强的支撑力，使用时应避免导管深插，且需关注导管与冠状动脉开口的同轴性，避免旋磨头偏向一侧导致冠状动脉夹层、穿孔。旋磨速度：多数推荐13.5万～18万转/分，缓慢推送旋磨头接触病变后作用2～3秒，然后快速回撤（慢进快出），重复数次后若无法通过，可提高转速，建议不超过22万转/分，旋磨时转速下降5000～10 000转/分，下降过快需警惕旋磨头嵌顿。对于长度≥25 mm的弥漫病变，可进行分段旋磨，先近后远，旋磨碎屑容易造成慢血流，每次旋磨间隔一段时间，使血流充分冲刷。此病例旋磨需要注意右冠状动脉近中段钙化病变较长，病变后血管纡曲，旋磨宜采用分段旋磨的方法，并且应严格控制旋磨头的前进幅度，避免造成远端血管穿孔。此病例未做腔内影像学检查，一般钙化病变最好配合IVUS或OCT等腔内影像学检查，对于评估钙化病变范围和深度帮助较大，可以指导支架定位及评估支架置入后疗效，尤其OCT是评估支架贴壁不良的金标准。与IVUS相比，OCT 的分辨率（3 ~ 20 μm）明显较高，对于判别斑块的类型、纤维帽的厚度、血栓的类型等有较高的特异性。与单纯造影下的 PCI相比，OCT 引导下的 PCI组具有更显著的心肌流量储备分数。支架置入后即刻评估术后支架膨胀情况、支架贴壁情况及是否有手术相关并发症等。

（泰达国际心血管病医院　术　者：宋振国

指　导：孙中华）

参 考 文 献

[1] 葛均波，王伟民，霍勇. 冠状动脉内旋磨术中国专家共识. 中国介入心脏病学杂志，2017，25（02）：61-66.

[2] Meneveau N, Souteyrand G, Motreff P, et al. Optical coherence tomography to optimize results of percutaneous coronary intervention in patients with non-ST-elevation acute coronary syndrome：results of the multicenter, randomized DOCTORS study（does optical coherence tomography optimize results of stenting）. Circulation, 2016, 134（13）：906-917.

[3] Rathod KS, Hamshere SM, Jones DA, et al. Intravascular ultrasound versus optical coherence tomography for coronary artery imaging-apples and oranges?. Interv Cardiol, 2015, 10（1）：8-15.

病例16. 微导管助前行，挽大厦于将倾

【病例介绍】

患者，男性，51岁。主因"间断胸痛1年，加重半个月"入院。入院前1年，走路时出现胸痛，伴后背痛，向双肩放射，持续约1分钟，经休息缓解，上述症状间断发作，多发生于餐后、活动时。近半个月患者主诉症状加重，发作较前频繁，有时静息时也有发作，就诊于外院，行冠状动脉CT扫描示双支病变，累及LAD及RCA，予以抗血小板、调脂、扩张冠状动脉药物治疗，症状无明显好转。

既往史：有糖尿病病史10余年，吸烟史、饮酒史。有颅内肿瘤手术史及胆囊结石手术史。

入院体格检查：T 36℃，P 79次/分，R 16次/分，BP 139/78mmHg。神清，双肺呼吸音粗，未及干、湿啰音，心音有力，律齐，未闻及病理性杂音。双下肢不肿。

【入院心电图】（图16-1）

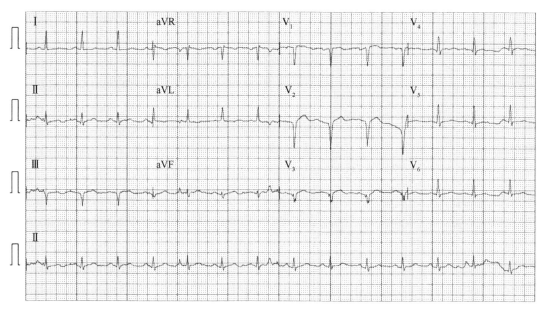

图16-1 入院心电图

【入院UCG】

室间隔及左室壁节段性运动减低，考虑广泛前壁心肌梗死改变，左心室心尖部室壁瘤形成，二尖瓣少-中量反流，左室射血分数减低，左室舒张功能减低，EF32%。

【化验检查】

CK 94U/L，CKMB 7U/L，Cr 65μmol/L，Ccr 89ml/min，TCHOL3.6mmol/L，BNP563pg/ml。

【诊断】

①冠心病，不稳定型心绞痛，心功能Ⅰ级；②2型糖尿病。

【缺血及出血评分】

GEACE评分91分，CRUSADE评分25分。

【药物治疗】

阿司匹林 100mg 每日1次＋300mg ST.，氯吡格雷75mg 每日1次＋300mg ST.，瑞舒伐他汀 10mg 每日1次。

【病例介入指征分析】

患者为中年男性，存在糖尿病、吸烟史等冠心病危险因素，因典型的劳力性胸痛症状入院，近半个月加重出现静息性心绞痛，从症状推测诊断不稳定型心绞痛成立。入院后给予强化抗血栓、调脂、稳定斑块、减轻心肌耗氧等治疗。下一步关于介入指征方面，虽然GEACE评分88分，但患者近期静息心绞痛反复发作，行冠状动脉介入检查治疗为Ⅰ类推荐。

【冠状动脉介入影像】（图16-2 ～图16-14）

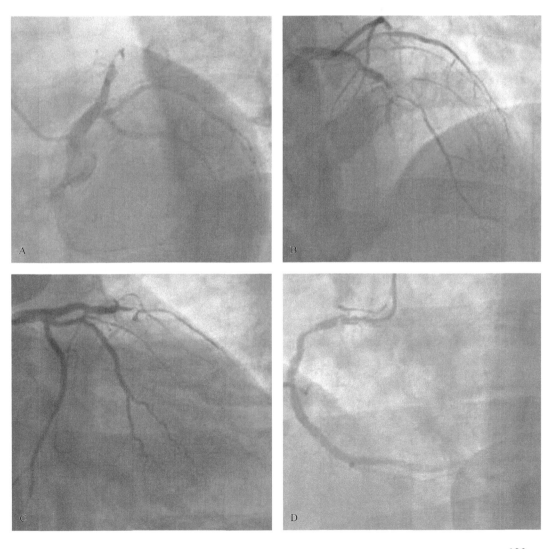

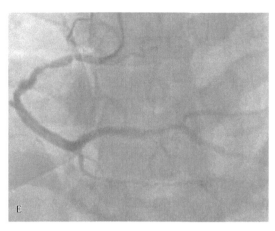

图16-2　冠脉介入影像

　　LM未见狭窄，LAD近段对角支分出处次全闭塞，远段可见少量自右冠脉侧支循环，LCX未见狭窄，RCA近段楔形斑块，管腔狭窄90%。

　　依据冠状动脉造影结果我们发现：①头臂干走行迂曲（Ⅰ型），开口位置高；②前降支与右冠状动脉均是需要介入解决的病变，前降支近段次全闭塞病变，远端有侧支循环狭窄段有对角支发出，右冠状动脉近段重度狭窄，右冠状动脉血流TIMI3级，首选处理前降支病变。

　　首先，PCI解决前降支病变（右桡动脉路径，6F EBU3.5指引导管、Fielder XT、Runthrough NS）。

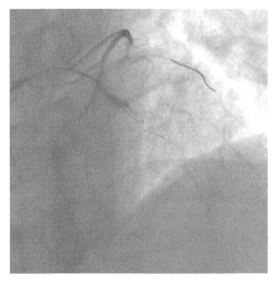

图16-3　Fielder XT导丝通过闭塞段滑向对角支，反复尝试难以进入前降支

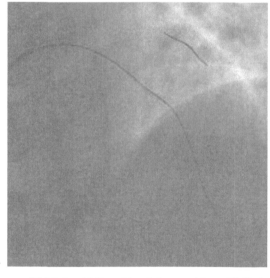

图16-4　以Sapphire 2.0mm×15mm球囊在狭窄部位扩张，挤压斑块

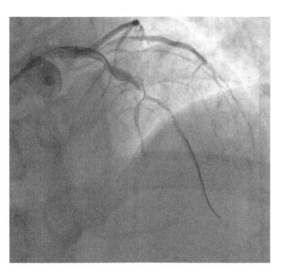

图16-5　Runthrough NS导丝送至对角支，Fielder XT再次尝试，由于闭塞段后血管纡曲难以进入前降支

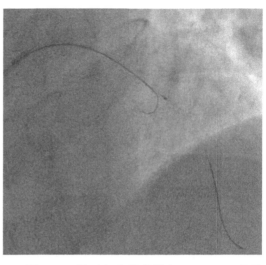

图16-6　沿对角支导丝送入KMF0114A双腔微导管，Fielder XT通过侧孔顺利送入前降支

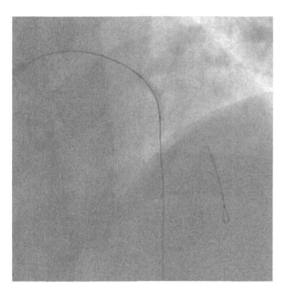

图16-7　以Sapphire 2.0mm×15mm球囊在前降支狭窄部位12atm预扩张

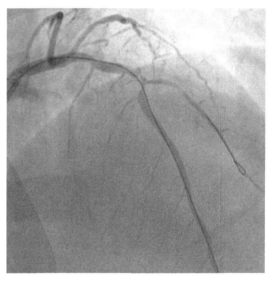

图16-8　重复造影示前降支分叉病变（1，1，1型），分叉脊部位斑块负荷重，累及对角支开口

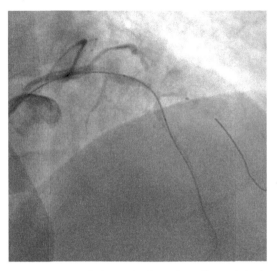

图16-9 采用JBT保护边支血管，对角支
Sapphire 1.5mm×15mm球囊，主支置入Alpha
3.0mm×19mm支架

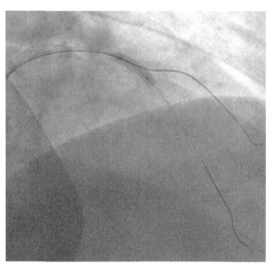

图16-10 Sapphire NC 3.5mm×12mm后扩张
球囊，18atm后扩张

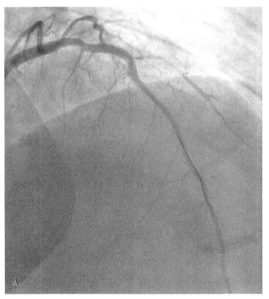

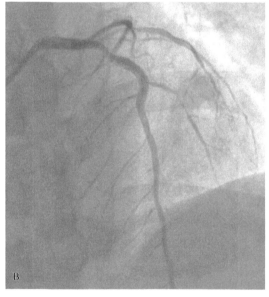

图16-11 下一步择期处理右冠脉病变（右桡动脉路径，6F JR4.0指引导管、Runthrough NS导丝）

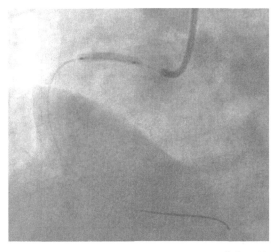

图 16-12　Sapphire 2.5mm×20mm 球囊预扩张病变

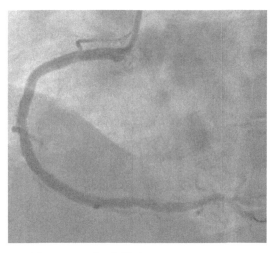

图 16-13　串联置入 Alpha 4.0mm×29mm，乐普钴基 4.5mm×36mm 两枚支架

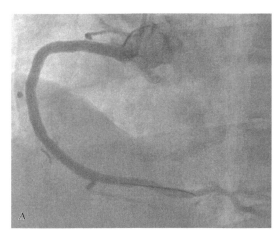

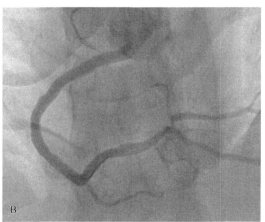

图 16-14　Apollo 4.5mm×15mm 后非顺应性扩张球囊以 18atm 后扩张

【专家点评】

首先关于手术指征，患者发病年龄 50 岁，有胸痛病史 1 年，加重 15 天，门诊 CTA 检查示双支病变，超声可见左室室壁瘤形成，心功能减退，LVEF 仅 32%，造影结果也显示 LAD 近中段次全闭塞，分叉病变，血流 TIMI 1 级。右冠状动脉近段不稳定斑块，弥漫性狭窄 90%，既往有糖尿病病史，其他部位手术史，所以沟通后优先考虑介入治疗，冠状动脉旁路移植术对于前壁已经存在坏死的前降支供血区域意义不大，而右冠状动脉对于介入治疗虽然有风险，但是成功性把握较大，所以采用了分批处理冠状动脉病变的方案，结果满意。近期随访患者心功能良好，无心绞痛发作。

1. 造影时已经发现患者头臂干纡曲，左冠状动脉开口高，经桡动脉进行冠状动脉介入治疗指引导管同轴难度大，治疗策略决定首先干预前降支病变，左冠状动脉指引导管选择美敦力公司 6F EBU3.5；患者右冠状动脉近段有不稳定斑块，指引导管不能深插，适合 JR4.0 指引导管。

2.此病例难点在于前降支闭塞段纤曲，且有分支，选用较软的XT导丝滑过闭塞段近端后导丝总是往对角支前行，此时应用预扩张球囊挤压LADD斑块后前降支出现微通道但与主支血管角度大，导丝仍不能进入主支血管，操纵导丝困难，如果使用过硬的导丝出现主支血管的夹层，就会造成手术失败，所以应用KDL双腔微导管，经导丝由端孔送双腔微导管到分支远端，再经侧孔送入另1根导丝，这样侧孔导丝调整方向进入微通道，顺利进入主支远端真腔，如果球囊扩张LADD后仍无微通道出现可以考虑采用IVUS指导下，应用硬导丝穿刺寻找真腔的方法。

3.微导管在冠状动脉介入治疗中的应用越来越广泛，也已经积累了丰富经验。应用范围包括完全闭塞或次全闭塞病变、分叉病变、严重钙化病变及严重扭曲病变等复杂病变。其中分叉病变中Crusade双腔微导管值得关注，该导管在中国注册为Kaneka Dual Lumen Catheter（KDL）双腔微导管。采用同轴整体交换型球囊（over the wire，OTW）头端设计，头端直径0.43mm，内径0.41mm，通过OTW系统为导引钢丝提供入路，可同时通过两根导引钢丝，最初主要应用于分叉病变，现在广泛应用于闭塞残端在分支血管开口部位的CTO病变和CTO成角病变，可更方便地操控导引钢丝；双腔微导管克服了分叉病变处理中导丝反复进入边支，不能精准定位闭塞开口部位的缺点，避免了边支球囊技术对血管的损伤，在分叉部位增加穿刺支撑力，增加CTO病变的开通率，还有其他一些应用方向，如钢丝进入夹层内，则沿钢丝进入CRUSADE导管至夹层内，采用平行导丝技术（parallel wiring），再送入另一钢丝寻找真腔。用反转导丝技术（reverse wiring）协助导丝重新进入斑块内或通过夹层进入真腔。这都需要我们大家逐渐学习提高，总结经验。

4.该例在介入治疗时对前降支的分支血管保护，术中采用拘禁球囊技术（JBT），最大程度主动保护了边支血管。该病例前降支闭塞，残余的对角支对改善前壁心肌供血，保证增加存活心肌的数量至关重要，而单纯采用置入导丝，再次穿支架网眼再次送入导丝行对吻扩张的方法，使分支闭塞的风险依然很大，而置入支架在一个直径不足2mm的边支血管又显得无能为力，此时，有效的边支保护技术显得尤为重要。在真性分叉病变介入治疗过程中，主支血管的斑块受释放支架的挤压作用，移位到边支开口导致边支闭塞，出现严重的不良后果，术前行IVUS检查并了解斑块分布情况能更好地指导分叉病变处理方案，JBT技术可以减少边支闭塞的风险，起到改善分叉病变即刻手术效果和长期预后的效果。

（泰达国际心血管病医院　术　者：段文涛

指　导：张　峰）

参 考 文 献

［1］段文涛，张峰，史东.拘禁球囊技术在介入治疗分叉病变边支血管保护中的即刻及近期效果研究.泰山医学院学报，2018，39（2）：172-174.

［2］丰雷，慕朝伟，颜红兵，等.应用Crusade双腔微导管协助处理复杂冠状动脉病变的经验分享.中国介入心脏病学杂志，2015，23（7）：412-415.

［3］彭育红，汝磊生，孙家安，等，双腔微导管在合并分叉病变的冠状动脉慢性完全闭塞病变行经皮冠状动脉介入治疗中的作用.中国介入心脏病学杂志，2018，26（6）：320-324.

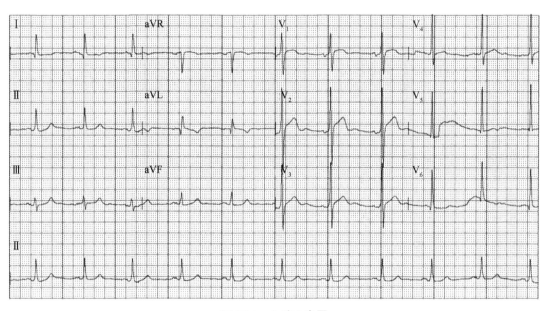

病例17. 冠脉开口支架闭塞，介入难题如何解决

【病例介绍】

患者，男性，74岁。主因冠脉支架置入术后9年，再发胸闷、胸痛半个月入院。患者分别于9年前、5年前共2次在外院行冠状动脉支架置入治疗，本次入院前半个月前无明显诱因出现胸闷、胸痛，为胸骨后闷堵感，向咽部放射，持续3～4分钟可缓解，不伴大汗、面色苍白，无头晕、黑蒙、晕厥，无恶心、呕吐、腹痛、腹泻，无咳嗽、咳痰、咯血、呼吸困难。

既往史：高血压、糖尿病病史，脑梗死、肝硬化病史多年，有吸烟、饮酒史。

入院体格检查：T 36.2℃，P 67次/分，R 14次/分，BP 142/65mmHg。神清，双肺呼吸音粗，未及干、湿啰音。心音有力，律齐，未闻及病理性杂音。双下肢不肿。

【入院心电图】（图17-1）

图17-1　入院心电图

【入院UCG】

冠心病，冠状动脉支架置入术后，室间隔轻度增厚，考虑与高血压有关，左室舒张功能减低，IVS-Td12mm，EF70%。

【化验检查】

肝肾功能、血脂、心肌标志物均正常。

【诊断】

①冠心病，不稳定型心绞痛，冠状动脉支架置入术后状态，心功能Ⅰ级；②高血压3级；③2型糖尿病；④陈旧性脑梗死；⑤肝硬化。

【缺血及出血评分】

GEACE评分137分，CRUSADE评分13分。

【药物治疗】

阿司匹林100mg每日1次＋300mg ST.，氯吡格雷75mg每日1次＋300mg ST.，阿托伐他汀20mg每晚1次，比索洛尔2.5mg每日1次，厄贝沙坦氢氯噻嗪150mg每日1次，氨氯地平5mg每日1次。

【病例介入指征分析】

患者为老年男性，存在高血压、糖尿病、吸烟史等冠心病危险因素，既往曾2次行冠状动脉支架置入治疗，因典型的缺血性胸痛症状入院，从症状推测，入院前2周频繁发作静息心绞痛，胸痛发作为胸骨后闷堵感，向咽部反射，为近1个月新发作的静息心绞痛，为不稳定型心绞痛。入院后给予双联抗血小板、调脂、稳定斑块、减轻心肌耗氧等治疗。下一步关于介入指征方面，GEACE评分137分，结合目前NSTACS指南（ESC）行冠状动脉介入检查治疗为Ⅰ类推荐。

【冠状动脉介入影像】（图17-2～图17-8）

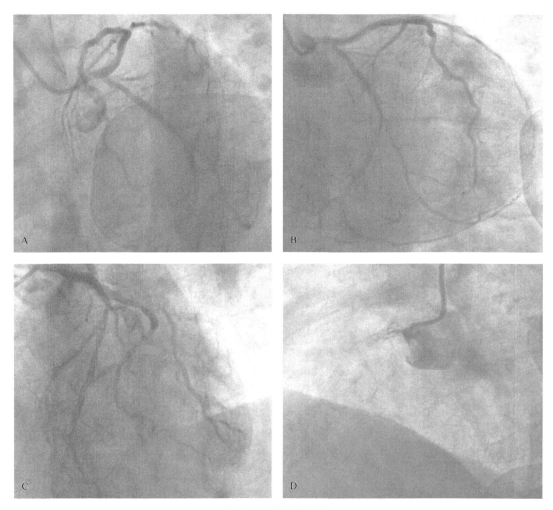

图17-2　影像学检查

LM近段狭窄50%，LAD近段节段性狭窄70%，LCX近段狭窄70%，RCA近段可见自支架近端入口完全闭塞。左冠状动脉造影可以看到侧支循环至第二转折处。

依据冠状动脉造影结果，我们发现：①头臂干走行迂曲（Ⅰ型），开口位置高；②右冠状动脉为完全闭塞病变，闭塞段近段为支架入口齐头闭塞，并且近段有支架，支架梁可能有突出开口情况，为指引导管同轴增加难度，另外通过左冠状动脉侧支可见闭塞段较长，远段出口位于右冠状动脉第二转折处以远。

首先，尝试正向开通右冠状动脉病变（右桡动脉路径、6F JR4.0指引导管、Fielder XT、Pilot50、Finecross微导管）。

支架近段小梁突出于右冠状动脉开口尝试AL0.75，SAL0.75，XBRCA指引导管都不能到位，更换JR4.0指引导管，微导管支撑下亲水软导丝正向寻找微通道进入远段真腔，更换工作导丝。

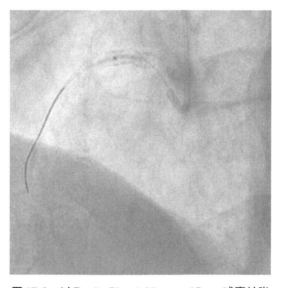

图 17-3 以Ryujin Plus 1.25mm×15mm球囊扩张

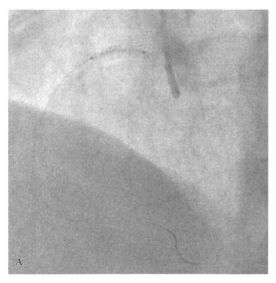
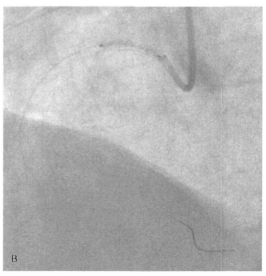

图 17-4 Artimes 2.0mm×15mm预扩张球囊近段预扩张

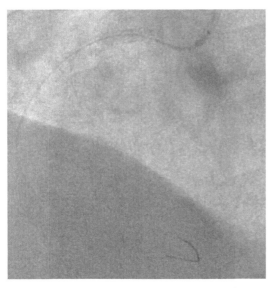

图17-5 JR4.0指引导管支撑力不足，支架通过困难，不能到位

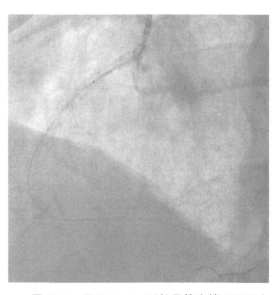

图17-6 用Guidezilla延长导管支撑下进行支架定位及释放

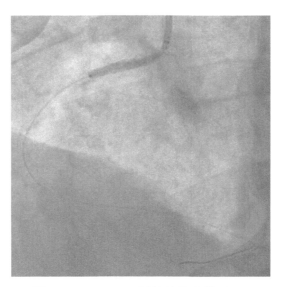

图17-7 Guidezilla延长导管支撑下，Alpha 3.0mm×19mm支架定位于右冠状动脉覆盖开口14atm释放

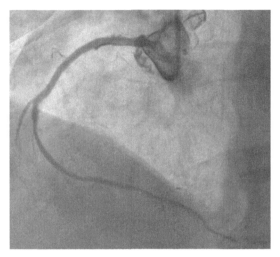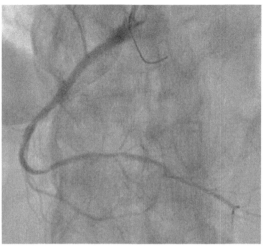

图 17-8　Apollo 3.25mm×12mm 后扩张球囊 16～18atm 后扩张后造影

【专家点评】

该患者左主干开口有病变，右冠状动脉支架自开口完全闭塞，虽然有侧支循环，右冠状动脉远端血流通过间隔支的侧支循环显影，但是经右冠状动脉正向介入还是首选方案。

患者头臂干纤曲，开口高，经桡动脉进行冠状动脉介入治疗指引导管同轴难度大，右冠状动脉为完全闭塞病变，闭塞段近段为平齐开口闭塞，并且近段开口处有支架，支架小梁可能有突出开口情况，为指引导管到位以及同轴增加难度，另外闭塞段较长远段出口位于第二曲膝部以远，闭塞段长，都给介入治疗增加了难度。

术中指引导管支撑力越强越难以同轴，选用 JR4.0 指引导管，必要时加用 Guidezilla 延长导管增加支撑力，通过病变后采用锚定技术依次扩张病变，并帮助器械输送到位。

1.开口支架的定位往往突出开口，此时指引导管的选择与操作都面临一定困难，一般选择短头导管，使指引导管悬空在开口支架附近，悬空进入导丝，然后再调整指引导管，避免导管损伤支架近端入口，同时调整导管的位置和支撑力，获得满意的推送力。本例患者就是一个例子，换用了多种指引导管，包括 AL0.75、SAL0.75、XBRCA 指引导管都不能到位，最终还是使用 JR4.0 指引导管通过了导丝，导管到位，但是没有任何支撑力，病变为长段的支架内完全闭塞，导丝通过也面临困难。

如何增加器械的通过性是摆在术者面前的一道难题，很显然，导管先天支撑力不足，微导管帮忙，使用了 Finecross 微导管，Fielder XT 导丝适用于存在微通道的 CTO 病变，但是本例病变属于支架内闭塞，闭塞段病变硬度较高，导致 Fielder XT 导丝头端毁型，难以通过，最终使用 Pilot 50 在微导管辅助下达到闭塞段中部，之后仍不能前进。术者最近观察，在支架内狭窄闭塞的病变，管腔内成分除了少数脂质斑块外，多数还是纤维斑块和钙化斑块，阻力太大，有时 Pilot 50、Pilot 150 系列导丝通过性更好一些。微导管无法辅助导丝通过，微导管也不能向前推送，可选用锚定技术，送进去 1.5mm 球囊，12atm 打开并保持，此时推送导丝，逐渐通过了闭塞段，其远端位于真腔。

2.导丝虽然通过，难题依然存在，2.0mm 球囊无法通过，可想而知，如果再送入支架，更是没有办法。为了提高器材的通过性，除了增加指引单管同轴性深插外，就是另外一个工具——Guidezilla延长导管，一步一步送到右冠状动脉开口，2.0mm球囊前送，再次锚定，送入延长导管，再次把球囊往前移动，交替前进，终于使正向血流恢复。在导管反复操作的过程中，近段支架内闭塞段扩张后残余狭窄明显。支架梁变形再次置入支架并充分后扩张后最终结果良好。

　　总之，本例开口覆盖支架的CTO病变术中指引导管支撑力和同轴性难以兼顾，选用JR4.0指引导管加用微导管和Guidezilla延长导管增加支撑力，采用锚定技术使耗材通过病变后，帮助器械输送到位。

（泰达国际心血管病医院　术　者：段文涛
指　导：张　峰）

<h2 align="center">参 考 文 献</h2>

[1] 高好考，王琼，张东伟，等，Guidezilla TM延长导管在经皮冠状动脉介入治疗中的应用观察. 中国介入心脏病学杂志，2017，25（1）：13-16.

[2] 吕树铮，陈韵岱. 冠脉介入诊治技巧及器械选择. 3版. 北京：人民卫生出版社，2015.

病例18. 三叉病变莫迷茫，IVUS助力有方向

【病例介绍】

患者，女性，63岁。主因"间断胸痛15年，活动后胸闷1个月"入院。于入院前15年出现胸骨后疼痛，持续2小时缓解，于外院诊断为"急性心肌梗死"，行溶栓治疗。后间断于活动后胸痛发作，休息几分钟可缓解，6年前冠状动脉造影：前降支-全程弥漫性斑块，中段局限性狭窄90%，远段节段性狭窄80%；回旋支-近段弥漫性斑块，远段闭塞；右冠状动脉-散在斑块，第一转折处狭窄60%～70%；中段局限性狭窄60%，远段向回旋支远段提供侧支循环。于前降支置入3枚支架（XIENCE V 3.0mm×23mm、XIENCE V 3.0mm×12mm、XIENCE V 2.25mm×18mm），于回旋支行经皮冠状动脉成形术。5年前复查冠状动脉造影：前降支支架内通畅，回旋支，右冠状动脉病变较前无明显改变。患者规律用药，入院前1个月自觉活动后发作胸闷憋气，无胸背部疼痛，休息后数分钟症状可自行缓解。期间就诊于外院行冠状动脉造影检查：前降支支架通畅，回旋支开口狭窄90%，远段狭窄70%，右冠状动脉第一转折部狭窄70%，患者为求进一步诊治来我院。

既往史：高血压病史。

入院体格检查：T 36.2℃，P 53次/分，R 16次/分，BP 138/70mmHg。神清，双肺未闻及湿啰音。HR 53次/分，心律齐，各瓣膜听诊区未闻及病理性杂音。双下肢无水肿。

【入院心电图】（图18-1）

窦性心律，陈旧性前壁心肌梗死，Ⅱ、Ⅲ、aVF，V_4～V_6 T波倒置。

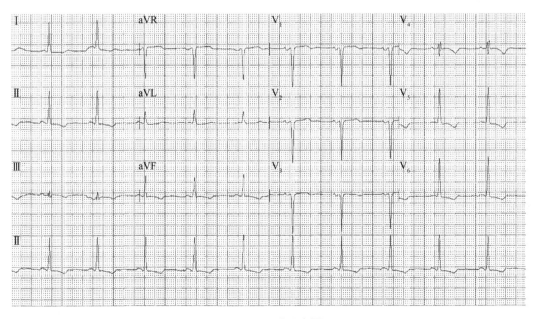

图18-1 入院心电图

【入院UCG】（图18-2）

描述：

冠心病 冠状动脉支架术后：

室间隔、左室前壁及左室下壁心尖段变薄，回声稍强，运动减低；余室壁厚度及运动尚可。左心饱满，余房、室不大。二维双平面法测量左室射血分数正常下限。

二尖瓣回声及活动尚好，前向血流频谱E峰小于A峰。三尖瓣回声及开放尚可，闭合时见少量反流信号，估测肺动脉收缩压46mmHg。余瓣膜回声及活动尚可。

主动脉及肺动脉不宽。

心包腔未见液性暗区。

LVEDV＝110ml ESV＝53ml SV＝57ml

结论：

冠心病 陈旧前壁心肌梗死。

冠状动脉支架术后。

左室舒张功能减低。

轻度肺动脉高压。

图18-2 超声心动图

【化验检查】

Cr 69μmol/L，CK、CK-Mb正常，总胆固醇3.7mmol/L，LDL-C 2.17mmol/L。

【诊断】

①冠状动脉粥样硬化性心脏病，不稳定型心绞痛，陈旧性心肌梗死，冠状动脉支架术后，窦性心动过缓；②高血压3级，极高危。

【缺血及出血评分】

GRACE评分70分，CRUSADE评分27分。

【药物治疗】

阿司匹林 100mg每日1次，替格瑞洛90mg每日2次，瑞舒伐他汀10mg每晚1次，雷米普利5mg每日1次，硝苯地平控释片30mg每日1次，单硝酸异山梨酯片20mg每日2次。

【病例介入指征分析】

患者为老年女性，有高血压、高龄等冠心病危险因素，既往心肌梗死、冠状动脉支架植入史，本次因典型的缺血性胸痛症状入院，外院冠状动脉造影提示冠状动脉多支病变，其中回旋支开口狭窄90%。综上分析，患者有典型缺血性胸痛症状，冠状动脉造影可见直径狭窄≥90%的冠状动脉病变，有血运重建治疗指征。

择期安排冠状动脉造影检查，结果如图18-3～图18-6。

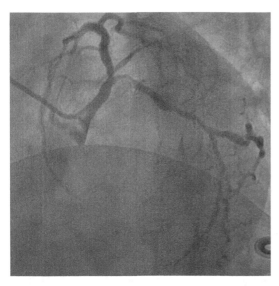

图18-3　LAO30°＋CAU30°

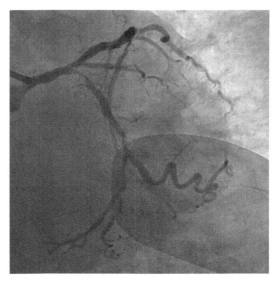

图18-4　AP＋CAU30°

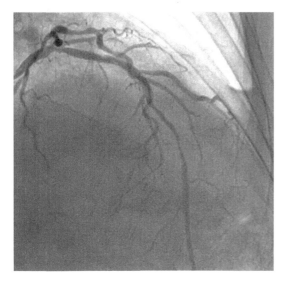

图18-5　AP＋CRA30°

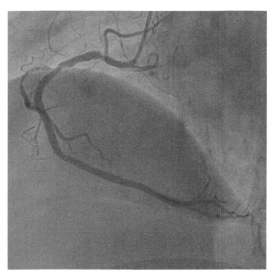

图18-6　LAO30°

【冠状动脉造影结果】

左主干末端斑块，狭窄不明显，回旋支开口狭窄90%，中段狭窄50%，前降支开口狭窄50%，近段支架通畅，支架后节段狭窄80%，远段支架通畅，右冠状动脉近段狭窄50%。Syntax评分22分。

【治疗策略】

患者冠状动脉造影结果为三支病变，SYNTAX评分22分，根据指南推荐，可以行经皮冠状动脉介入治疗（PCI）（Ⅰ，B）也可以行冠状动脉旁路移植术（CABG）治疗（Ⅰ，A）。经与患者家属协商，采取PCI方案。回旋支开口及前降支开口均有病变，干预回旋支开口有可能累及左主干及前降支，需要血管内超声（IVUS）检查仔细评估前三叉斑块分布及斑块负荷情况，确定单支架或双支架置入术式。另外，回旋支中段病变及前降支中段病变也可以应用IVUS检查评价是否需要介入干预。

【介入治疗过程】

首先，行IVUS检查评价前降支、回旋支病变情况（右桡动脉路径，7F EBU 3.5指引导管、Runthrough NS、versa turn导丝，波科IVUS成像导管）（图18-7～图18-9）。

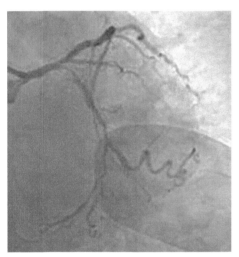
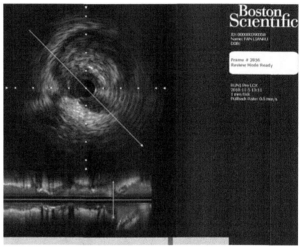

图18-7　回旋支开口最小管腔面积2.03mm^2

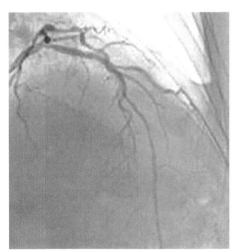
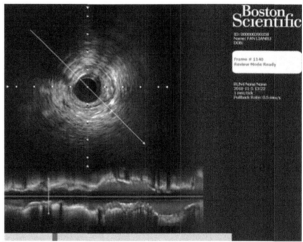

图18-8　前降支中段最小管腔面积1.85mm^2

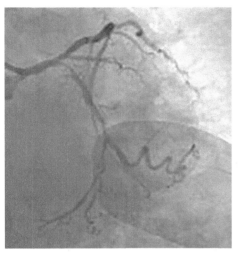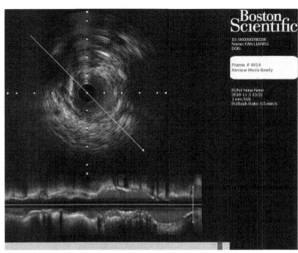

图18-9　前降支开口最小管腔面积4.34mm²

IVUS检查结果：前降支中段病变最小管腔面积1.85mm²，前降支开口最小管腔面积4.34mm²，回旋支开口最小管腔面积2.03mm²，决定干预前降支中段及前三叉病变，前三叉病变拟采取DKCrush术式。

首先，干预前降支中段（Sapphire 2.0mm×15mm球囊，桓晨3.0mm×34mm支架）（图18-10～图18-33）。

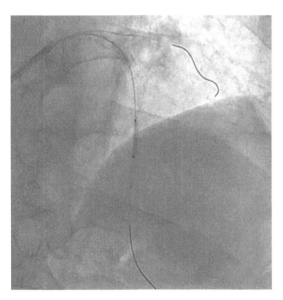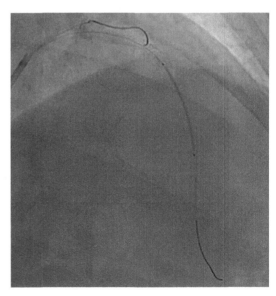

图18-10　Sapphire 2.0mm×15mm球囊10atm
预扩张

图18-11　桓晨3.0mm×34mm支架定位

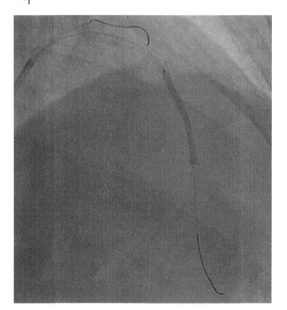

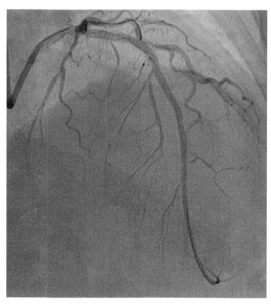

图18-12　桓晨3.0mm×34mm支架12atm释放支架

图18-13　桓晨3.0mm×34mm支架释放后造影评价

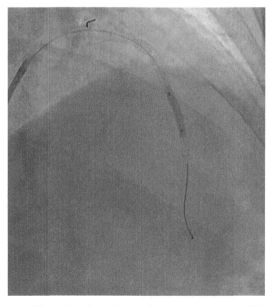

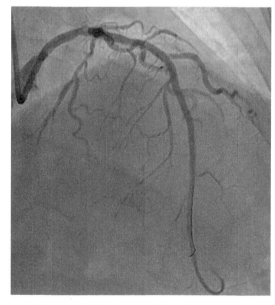

图18-14　Sapphire NC 3.0mm×15mm球囊18atm后扩张

图18-15　前降支中段、置入桓晨3.0mm×34mm支架造影评价

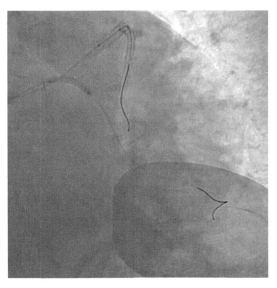

图 18-16　Sapphire 2.0mm×15mm 预扩球囊
12atm 预扩张回旋支开口

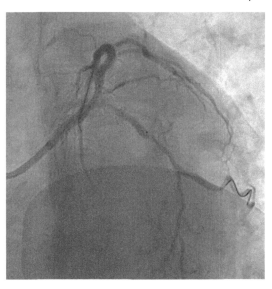

图 18-17　回旋支置入桓晨 3.5mm×19mm 支架，
前降支预埋 Sapphire NC 3.5mm×15mm 后扩球囊

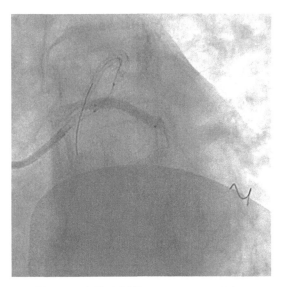

图 18-18　回旋支桓晨 3.5mm×19mm 支架 14atm
释放

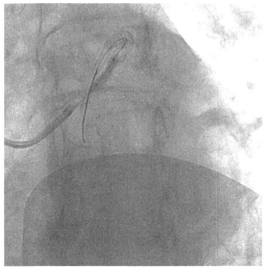

图 18-19　撤出回旋支支架球囊与导丝，前降
支后扩球囊 14atm 扩张 crush 回旋支支架

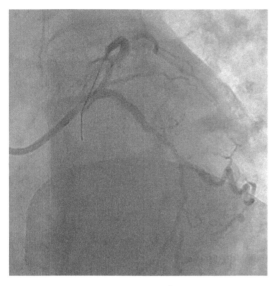

图 18-20　Crush 后造影评价

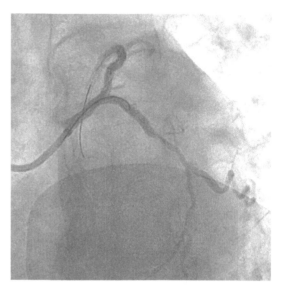

图 18-21　经远端网孔重进回旋支导丝

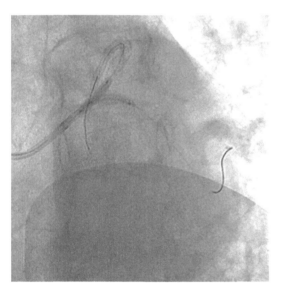

图 18-22　第一次对吻扩张 10atm

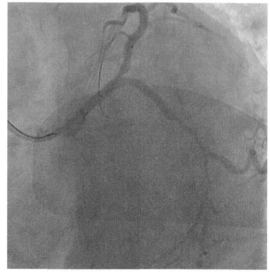

图 18-23　前降支至左主干植入桓晨 4.0mm×19mm 支架定位

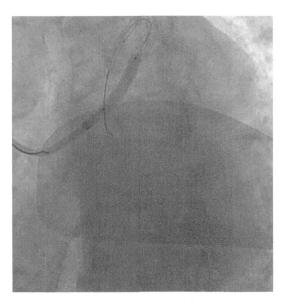

图 18-24　14atm 释放支架

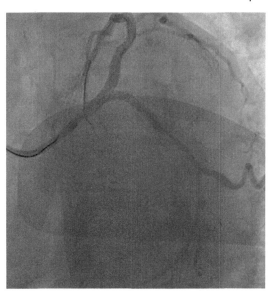

图 18-25　前降支至左主干植入桓晨 4.0mm×19mm 支架后造影评价

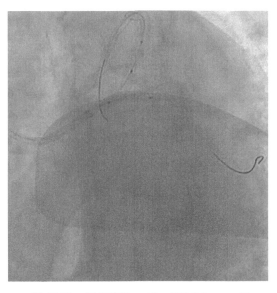

图 18-26　回旋支 Sapphire NC 3.5mm×15mm 18atm 的高压后扩张

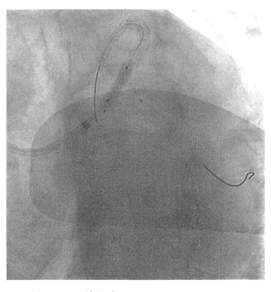

图 18-27　前降支 Sapphire NC 4.0mm×15mm 18atm 高压后扩张

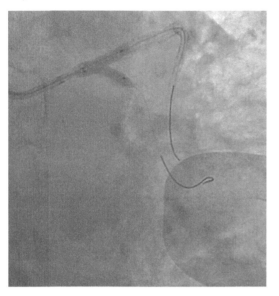

图18-28　前降支与回旋支对吻扩张，10atm

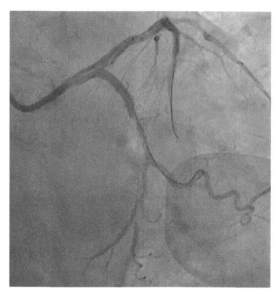

图18-29　对吻扩张后造影评价

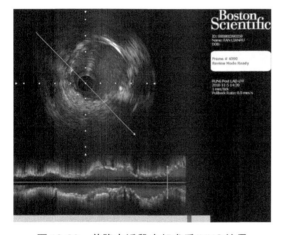

图18-30　前降支近段支架术后IVUS结果

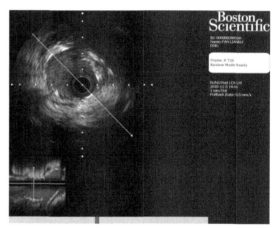

图18-31　回旋支近段支架术后IVUS结果

　　复查IVUS显示前降支中段、前降支近段、回旋支近段、左主干支架膨胀、贴壁良好，无明显边缘夹层。

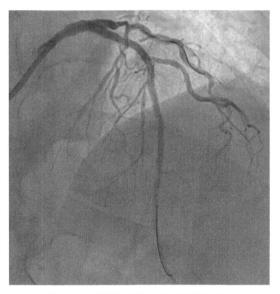

图18-32　最后结果，AP＋CRA30°

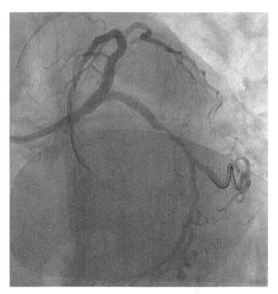

图18-33　最后结果，LAO30°＋CAU30°

【介入专家点评】

　　1.左主干（LM）病变的治疗策略　相比开口及体部，LM远段病变更为常见（70%～80%），且病变易累及前降支（90%）及回旋支（62%）开口。根据《2014 ESC/EACTS心肌血运重建指南》推荐，伴稳定型心绞痛或无症状心肌缺血的LM病变患者，若狭窄＞90%或狭窄50%～90%且伴有记录的缺血或血流储备分数（FFR）≤0.80，需接受血运重建治疗（ⅠA）。对于稳定型冠状动脉疾病患者，若冠状动脉解剖合适且手术死亡风险低，均推荐CABG（Ⅰ，B）。指南指出，PCI的推荐等级应取决于SYNTAX评分，SYNTAX评分≤22分，PCI推荐等级为Ⅰ，B。本例SYNTAX评分22分，以LCX开口病变为主，故可行PCI治疗。

　　2.腔内影像指导左主干（LM）病变介入治疗　腔内影像和功能学在优化LM PCI结果方面的意义已经得到了证实。IUVS和OCT均可以识别PCI后支架膨胀不全、贴壁不良、边缘夹层，有助于优化PCI的最终结果。IVUS指导的LM PCI已被证明是显著获益的，因此，在欧美国家的冠心病介入治疗指南中，均将使用IVUS评估无保护LM病变严重程度及优化治疗作为Ⅱa类推荐。而OCT指导LM PCI尚缺少大型研究。不过，OCT的3D支架重构技术对指导导丝追踪、支架侧孔导丝再进入有一定帮助。因此本例选择了临床证据更充足的IVUS作为检查手段。

　　根据2018年《血管内超声在冠状动脉疾病中应用的中国专家共识》，分别从左前降支及左回旋支进行IVUS图像采集，对精确判断开口部位的病变程度及分布情况尤为重要。LM病变中MLA＞6.0 mm²可作为延迟进行介入治疗的界限值。MLA 4.5 mm²可作为判断是否存在缺血的界限值。对于MLA为4.5～6.0 mm²的患者，推荐行血流储备分数（fractional flow reserve，FFR）评估缺血。术者需要综合考虑患者心肌缺血的客观证据、LM直径、斑块负荷和病变形态等因素来做出评估。

本例IVUS显示结束均具有介入治疗指征。但IVUS作为常用的腔内影像学技术，不能直接进行功能学评估，所以对LAD病变是否加行FFR检查值得考虑。

此外，存在支架扩张不良的患者其再狭窄率较高。IVUS同样可以评价患者是否存在支架扩张不良。本例于PCI复查IVUS显示前降支中段、前降支近段、回旋支近段、左主干支架膨胀、贴壁良好，无明显边缘夹层。另外，血管严重成角、钙化、重度狭窄及支架置入后等因素，可增加IVUS导管或血管损伤的风险，需小心操作。

3.术式选择 目前，双对吻挤压术（DKcrush）已成为真性远端LM分叉病变的首选方法。根据2018年欧洲分叉病变俱乐部（EBC）专家共识的推荐路径（图18-34），本例病变LAD开口狭窄50%，LCX开口狭窄90%，故采用双支架策略，DK-Crush术式。DK-Crush技术包括分支支架置入、球囊挤压、第一次对吻扩张、主支支架置入和最终对吻扩张5个主要步骤。其中关键的技术要点为两次导丝进分支都要求从近端支架网眼进入以及使用非顺应性球囊完成高质量的对吻扩张。改良的DK-Crush技术由于包含了两次球囊对吻扩张，大大提高了最终对吻球囊扩张术的成功率，弥补了经典Crush技术的不足，并且可以显著减少主要不良心血管事件。

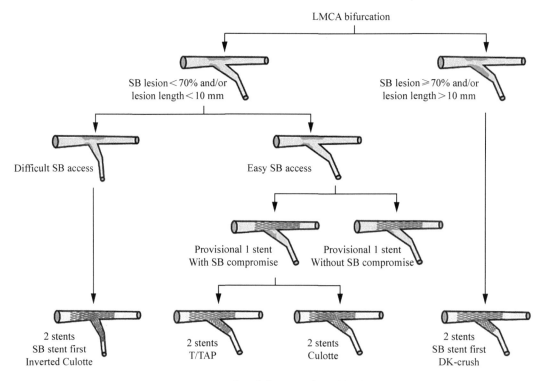

图18-34 LM分叉病变，PCI术式选择路径

（泰达国际心血管病医院 术 者：宋振国

指 导：孙中华）

参 考 文 献

［1］Philippe Kolh，Stephan Windecker．ESC/EACTS myocardial revascularization guidelines 2014．European Heart Journal，2014，35（46）：3235-3236.

［2］血管内超声在冠状动脉疾病中应用的中国专家共识专家组．血管内超声在冠状动脉疾病中应用的中国专家共识（2018）．中华心血管病杂志，2018，46（5）：344-351.

［3］Burzotta F，Lassen J F，Banning A P，et al．Percutaneous coronary intervention in left main coronary artery disease：the 13th consensus document from the European Bifurcation Club．EuroIntervention，2018，14（1）：112-120.

［4］Dan K，Waksman R，Garcia-Garcia HM．Left main true bifurcation PCI：In the aftermath of DKCRUSH V trial：The case for modifying Medina terminology to include complexity of LMCA anatomy．Cardiovasc Revasc Med，2018，19（2）：137-138.

病例19. 尚未知天命，却是病不轻

【病例介绍】

患者，男性，48岁。主因"间断胸闷2个月，加重1个月"入院。患者自2个月前开始，于活动劳累时出现胸骨后闷痛，伴后背闷痛，含服硝酸甘油后可缓解。在此期间，患者曾于外院就诊，行心电图、心脏超声检查后考虑"冠心病"，予以药物治疗，治疗后症状改善不明显。近1个月来，以上症状加重，于快走时、饱餐后出现，性质、部位、缓解方式同前。患者为求进一步诊治入住我院。

既往史：高血压病史。

个人史：吸烟史。

入院体格检查：T 36.3℃，P 87次/分，R 20次/分，BP 129/87mmHg。神清，双肺未闻及湿啰音。HR 87次/分，心律齐，各瓣膜听诊区未闻及病理性杂音。双下肢无水肿。

【入院心电图】（图19-1）

窦性心律，Ⅰ，Ⅱ，$V_3 \sim V_6$ ST段上斜型压低0.05mV。

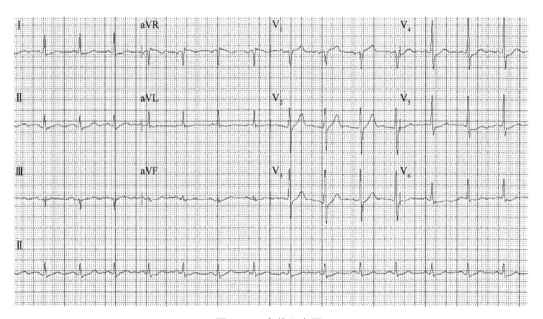

图19-1 术前心电图

【入院UCG】（图19-2）

描述：

　　左室下壁基底段厚度尚可，运动似有减低，室间隔厚度正常上限，运动尚可；余室壁厚度及运动尚可。左房稍大，余各房、室不大。二维单平面Simpson法测量左室射血分数正常范围。

　　二尖瓣回声及活动尚可，舒张期前向血流E峰大于A峰，TDI显示瓣环运动e⁻峰小于a⁻峰，收缩期闭合时可见少量反流信号。余瓣膜回声、活动尚好。

　　主动脉、肺动脉不宽。

　　心包腔内未见液性暗区。

　　LVEDV＝99ml　ESV＝37ml　SV＝62ml

结论：

　　左室下壁基底段可疑运动减低，请结合临床除外冠心病。

　　左房稍大。

　　左室舒张功能减低。

图19-2　术前心脏超声

【化验检查】

肝肾功能、血常规未见明显异常，总胆固醇6.4mmol/L，三酰甘油2.35 mmol/L，LDL-C 4.7mmol/L。

【诊断】

①冠状动脉粥样硬化性心脏病，不稳定型心绞痛；高血压2级（高危）；②高脂血症。

【缺血及出血评分】

GRACE评分72分，CRUSADE评分4分。

【药物治疗】

阿司匹林100mg每日1次，氯吡格雷75mg每日1次，瑞舒伐他汀10mg睡前1次，单硝酸异山梨酯片20mg每日2次，酒石酸美托洛尔片12.5mg每日2次。

【病例介入指征分析】

患者为中年男性，有高血压、吸烟等冠心病危险因素，因典型的劳力性心绞痛症状入院。入院后给予强化抗血小板、扩张冠状动脉、调脂、稳定斑块、降低心肌耗氧等治疗。下一步行冠状动脉造影检查，明确冠状动脉血管情况，必要时行介入治疗。

【冠状动脉介入影像】（图19-3～图19-6）

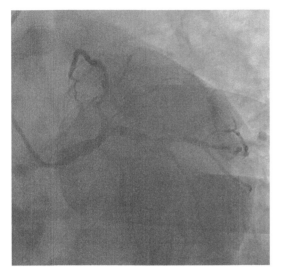

图19-3　LAO30°＋CAU30°

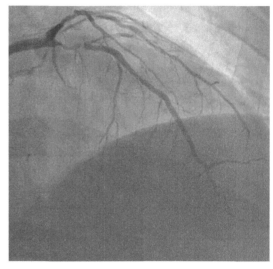

图19-4　AP＋CRA30°

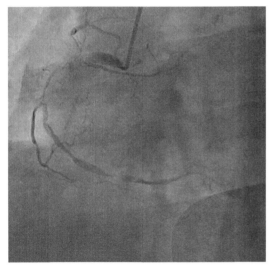

图19-5　LAO30°

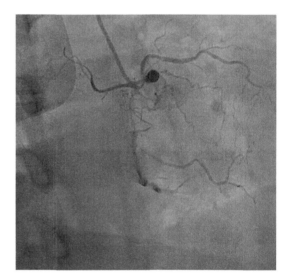

图19-6　RAO30°

　　左主干未见狭窄闭塞病变。前降支近段纡曲病变，狭窄80%。回旋支近段节段狭窄80%。右冠状动脉近段第一转折后完全闭塞，可见自身桥侧支显影，远端接受回旋支、前降支侧支显影。

【治疗策略】

　　患者冠状动脉造影三支病变，SYNTAX评分23分，不合并糖尿病，非左主干病变，可以行PCI治疗也可以行CABG治疗。经与患者协商，患者要求行PCI治疗。右冠状动脉造影显示闭塞段呈鼠尾状，似可见微孔道，结合患者病史时间约2个月，估计闭塞时间较短，

CTO开通成功率高。

【介入治疗过程】

在Finecross微导管支撑下先送入Runthrough导丝不能通过病变，换用Pilot 50导丝顺利通过闭塞病变至远端，多体位投照确认在血管真腔，交换导丝后行预扩张治疗。（右桡动脉路径，6F SAL 1.0指引导管，Finecross微导管）（图19-7～图19-21）。

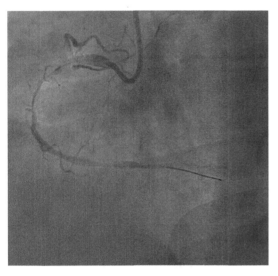

图19-7　Pilot 50导丝顺利通过病变

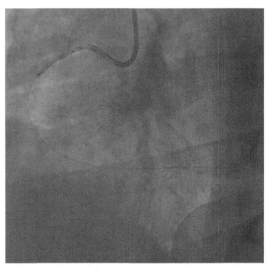

图19-8　球囊预扩张，Ryujin Plus 1.25mm× 15mm，Ryujin Plus 2.0mm×15mm，10atm

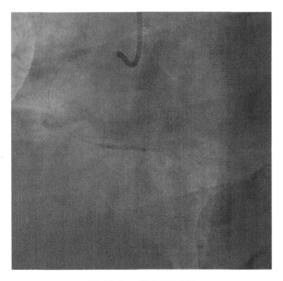

图19-9　球囊预扩张

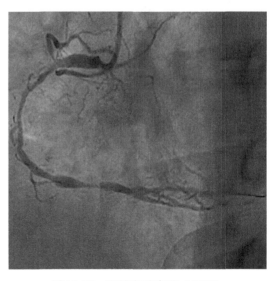

图19-10　预扩张后造影LAO30°

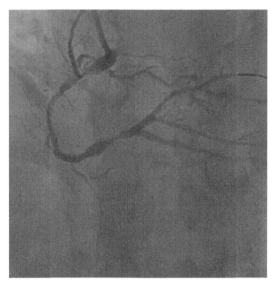

图19-11 预扩张后造影AP＋CRA30°

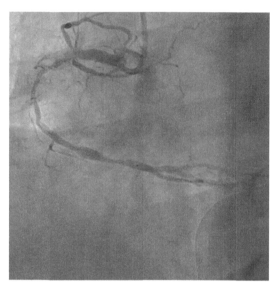

图19-12 RCA远端桓晨，3.0mm×34mm支架定位

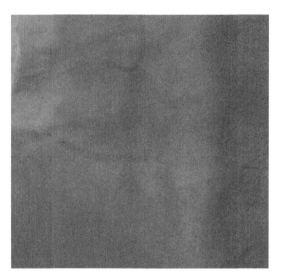

图19-13 RCA远端置入桓晨3.0mm×34mm，14atm释放

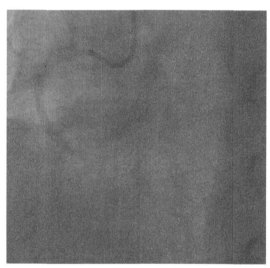

图19-14 RCA中段串联置入桓晨3.5mm×34mm，12atm释放

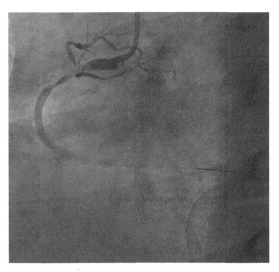
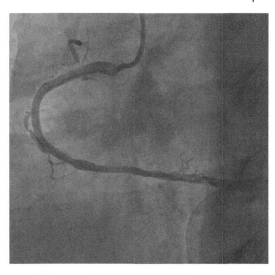

图19-15　RCA近段串联置入桓晨4.0mm×24mm支架定位

图19-16　近段串联置入桓晨4.0mm×24mm支架12atm释放后评价

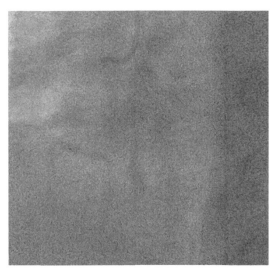
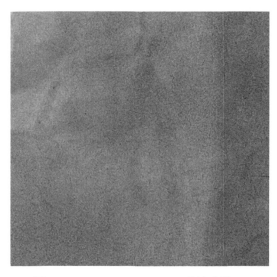

图19-17　Apollo 4.0mm×15mm后扩张球囊，16atm后扩张RCA远段

图19-18　Apollo 4.0mm×15mm后扩球囊，18atm后扩张RCA中段

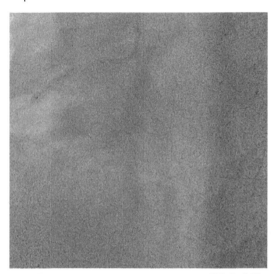

图 19-19　Apollo 4.5mm×15mm 后扩张球囊，后扩张 RCA 近段

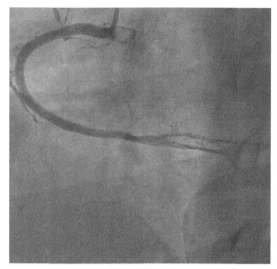

图 19-20　最后造影结果 LAO30°

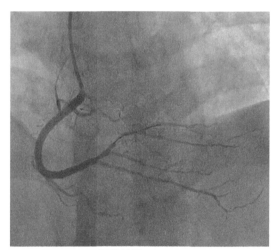

图 19-21　最后结果，AP＋CRA30°

【介入专家点评】

1.冠状动脉多支病变处理策略：根据《ESC/EACTS 2018 年血运重建指南》如果考虑左主干或多支血管血运重建，推荐使用 SYNTAX 评分（Ⅰ，B）。若冠状动脉解剖合适且手术死亡风险低，均推荐 CABG（Ⅰ，B）。指南指出，PCI 的推荐等级应取决于 SYNTAX 评分，对于 SYNTAX 评分较低（0～22分）的不伴有糖尿病的三支血管病变患者来说，推荐 PCI（Ⅰ，A）。对于 SYNTAX 评分23～32分的三支血管病变患者，若 CABG 风险较高或者 PCI 难度不大，另外若患者拒绝外科治疗，也可考虑接受 PCI。本例患者 SYNTAX 评分23分，GRACE 评分72分，CRUSADE 评分4分，患者无糖尿病，非左主干病变，介入风险较低，可以行 PCI 治疗也可以行 CABG 治疗。经与患者协商，患者要求行 PCI 治疗。

2.在手术策略方面：对于多支病变的患者，若为急性心肌梗死的患者，2013年 ACC/

AHA指南认为对于血流动力学稳定的急性ST段抬高型心肌梗死（STEMI）患者，直接PCI时不应干预非梗死相关动脉。2015年，ACC/AHA/SCAI更新了相关推荐，认为可以考虑对部分血流动力学稳定的STEMI多支病变患者的非梗死相关动脉进行PCI（急诊PCI或分期PCI，Ⅱb类推荐，B级证据）。2018年ESC血运重建指南推荐，STEMI合并多支病变的患者可同期或在出院前处理非梗死相关动脉（Ⅱa，A）。对于稳定型心绞痛患者，以冠状动脉直径狭窄程度作为是否干预的决策依据，当狭窄≥90%时可直接干预；当狭窄＜90%时，应对有缺血证据或者FFR≤0.8的病变进行干预。本例患者右冠状动脉为慢性闭塞病变，且为受血血管，故首先干预右冠状动脉病变，择期再考虑干预其他病变。

3.根据2018年中国冠状动脉慢性完全闭塞病变介入治疗推荐路径建议，对存在锥形残端的CTO病变，建议起始选择锥形头端设计、有多聚物涂层的低至中等程度穿透力导引钢丝。如初始导引钢丝未成功通过闭塞病变，建议升级为中等程度穿透力导引钢丝。如上述导引钢丝仍无法通过闭塞病变，可升级至高穿透力导引钢丝。对于严重钙化、纤曲、长段闭塞病变，谨慎使用Gaia系列（ASAHI INTECC CO., LTD.）导引钢丝（图19-22）。

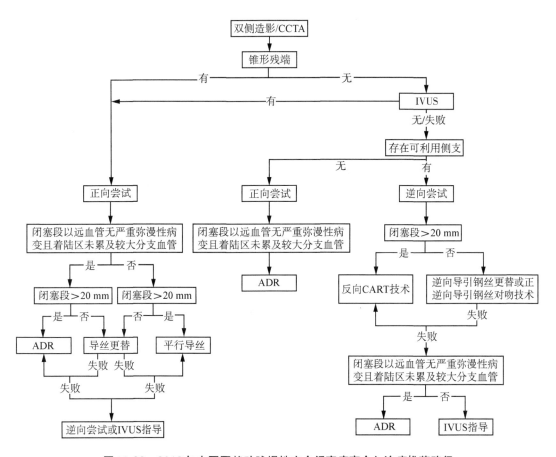

图19-22　2018年中国冠状动脉慢性完全闭塞病变介入治疗推荐路径

该患者右冠状动脉闭塞段呈鼠尾状，无明显钙化，似有微通道，之前无介入治疗史，JCTO评分0分，属于难度较容易的病变，开通成功率高。选择正向导丝升级技术。由于该患者闭塞段较长，暂不考虑使用 Gaia 系列导丝。可首先尝试 Fielder 系列头端较软聚合物涂层导丝，耐心寻找微孔道通过病变。Pilot 50 导丝头端为聚合物涂层，也可用来寻找微孔道。本例 Runthrough 导丝不能通过闭塞病变，换用 Pilot 50 导丝则顺利通过闭塞病变。

（泰达国际心血管病医院　术　者：宋振国

指　导：孙中华）

参 考 文 献

［1］Neumann FJ, Sousauva M, Ahlsson A, et al. 2018 ESC/EACTS guidelines on myocardial revascularization. Eur Heart J, 2018.［Epub ahead of print］.

［2］2013 ACCF/AHA Guideline for the Management of ST-Elevation Myocardial Infarction：Executive Summary Writing Committee members. 2013 ACCF/AHA Guideline for the Management of ST-Elevation Myocardial Infarction：Executive Summary：A Report of the American College of Cardiology Foundation/American Heart Association Task Force on Practice Guidelines. Circulation, 2013, 127（4）：529-555.

［3］Levine GN，Bates E R，Blankenship JC，et al. 2015 ACC /AHA / SCAI focused update on primary percutaneous coronary intervention for patients with ST-elevation myocardial infarction：an update of the 2011 ACCF/AHA/SCAI guideline for percutaneous coronary intervention and the 2013 ACCF/AHA guideline for the Management of ST-elevation myocardial infarction. J Am Coll Cardiol, 2016, 67（10）：1235-1250.

［4］中国冠状动脉慢性闭塞病变介入治疗俱乐部. 中国冠状动脉慢性完全闭塞病变介入治疗推荐路径. 中国介入心脏病学杂志, 2018, 26（3）：6-13.

病例20. 遭遇前三叉，如何规避百慕大

【病例介绍】

患者，女性，68岁。主因"胸痛11年，加重15小时"入院。患者11年前活动后出现胸骨后压榨性疼痛，行前降介入治疗，后未再发胸痛。入院前5个月患者干农活后出现胸痛，休息后缓解。15小时前患者午饭后再发胸痛，部位、性质同前，程度较前加重，伴大汗及恶心、呕吐，含服硝酸甘油不能缓解，急诊查心电图示不完全右束支传导阻滞，$V_2 \sim V_4$导联ST段压低，$V_1 \sim V_6$导联T波倒置，以急性冠脉综合征收入CCU。

既往史：高血压病史10年，十二指肠球部溃疡病史20年。

入院体格检查：T 36.3℃，P 54次/分，R 14次/分，BP 132/69mmHg；神清，双肺未闻及湿啰音。HR 54次/分，心律齐，各瓣膜听诊区未闻及病理性杂音。双下肢无水肿。

【入院心电图】（图20-1）

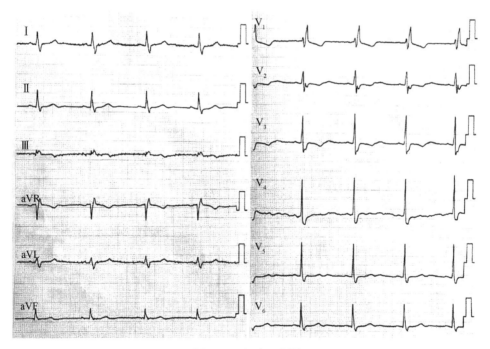

图20-1　入院心电图

【入院UCG】

LA 33mm，LV 48mm，RA 38mm，RV 32mm，EF 0.49，主动脉瓣钙化，左室阶段性运动障碍（下壁后壁运动减弱），二尖瓣、三尖瓣反流（轻度）。

【化验检查】

Cr63 μmol/L，TBIL 5.0 μmol/L，DBIL 1.4μmol/L，TC 6.4mmol/L，TG 2.35 mmol/L，LDL-C 4.7mmol/L，WBC 5.66×10⁹/L，HGB 119g/L，PLT 210×10⁹/L。

【诊断】

①冠状动脉性心脏病，急性冠脉综合征，心功能Ⅰ级（Killip分级）冠状动脉支架置入后状态；②高血压3级（极高危）。

【缺血及出血评分】

GEACE评分110分，CRUSADE评分29分。

【药物治疗】

阿司匹林100mg每日1次，氯吡格雷75mg每日1次，瑞舒伐他汀10mg每晚，单硝酸异山梨酯片20mg每日2次。

【冠状动脉介入影像】（图20-2～图20-5）

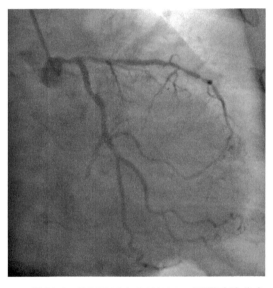

图20-2　RAO30°＋CAU30°：冠状动脉分布呈左优势型，左主干体部至前降支近段狭窄70%，回旋支远段闭塞

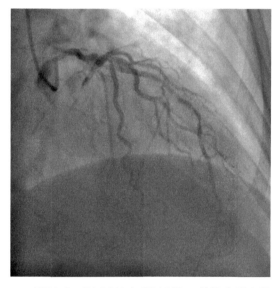

图20-3　RAO30°＋CRA30°：前降支近中段可见支架影，支架近段管腔丢失70%，前降支中远段狭窄80%

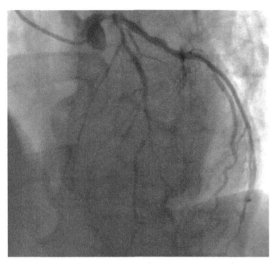

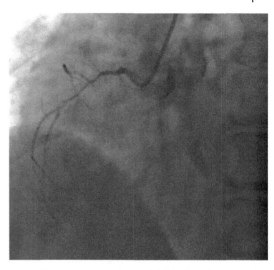

图20-4 LAO30°＋CRA30°：前降支近中段可见支架影，支架近段官腔丢失70%，前降支中远段狭窄80%

图20-5 LAO45°：右冠中段狭窄80%

冠状动脉分布呈左优势型，左主干体部至前降支近段狭窄70%，前降支近中段可见支架影，支架近段管腔丢失70%，前降支中远段狭窄80%，回旋支远段闭塞，右冠状动脉中段狭窄80%。

【治疗策略】

患者冠状动脉左主干加上三支病变，其中回旋支远段闭塞，左主干及前降支近段均有病变，处理左主干及前降支病变势必覆盖回旋支开口，而患者冠状动脉分布左优势型，超声心动图提示下壁、后壁运动减弱，所以手术顺序为先处理回旋支病变；左主干体部延续至前降支近端病变，术中腔内影像可指导优化介入治疗。

首先，送两条Runthrough引导钢丝分别至回旋支、前降支远段（右桡动脉路径，6F JL3.5指引导管）（图20-6～图20-17）。

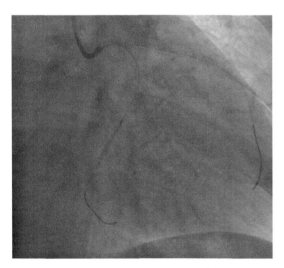

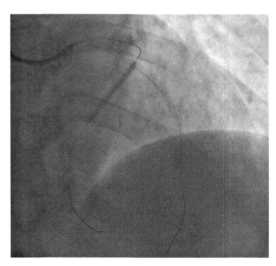

图20-6 Conqueror 2.0mm×20mm球囊6～12atm 预扩张回旋支中远段

图20-7 Alpha 2.5mm×29mm支架送至回旋支中远段10atm释放

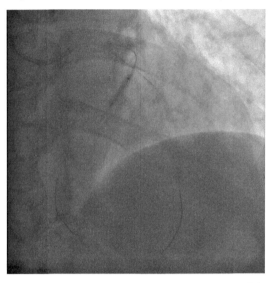

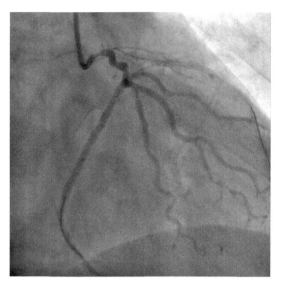

图20-8　Sapphire NC 2.5mm×15mm球囊 9～16atm后扩张回旋支支架

图20-9　回旋支支架后扩后

Opticross IVUS行左主干-前降支血管内超声检查：左主干最小管腔面积3.88mm^2，斑块负荷74.8%。

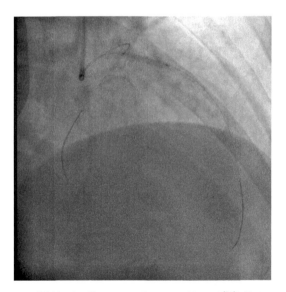

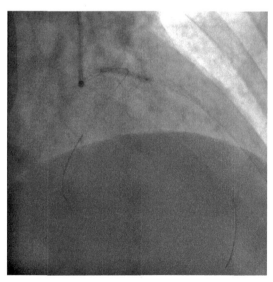

图20-10　Conqueror 2.5mm×20mm球囊12atm 预扩张左主干至前降支近段

图20-11　Sapphire NC 2.5mm×15mm球囊 8～12atm预扩张左主干至前降支近段

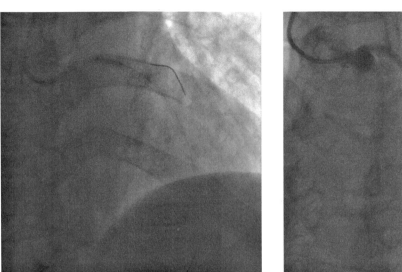

图20-12　Flextome 2.5mm×10mm切割球囊
8～10atm预扩张左主干至前降支近段

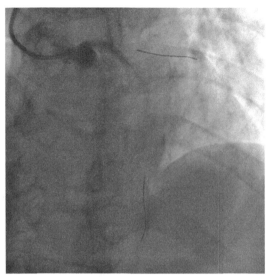

图20-13　Alpha 3.5mm×24mm支架送至左
主干至前降支近段14atm释放

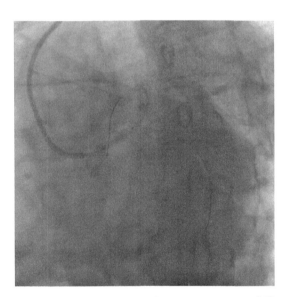

图20-14　Sapphire NC 3.75mm×15mm球囊
9～14atm后扩张左主干支架

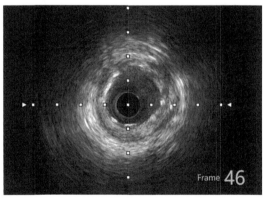

图20-15　IVUS示前降支开口支架膨胀欠佳

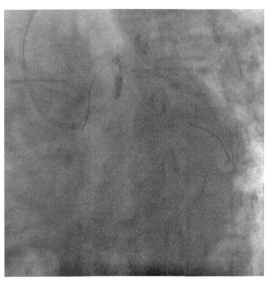

图20-16 Sapphire NC 3.0mm×15mm球囊9～12atm后扩张前降支开口及近中段

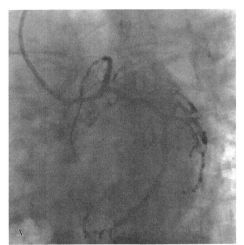
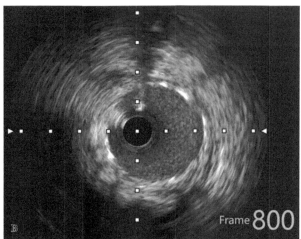

图20-17 最后结果

【介入专家点评】

患者为老年女性，缺血症状典型，冠状动脉造影提示左主干及三支病变，左主干、前降支、回旋支均有病变，所以介入策略的制定首先要理清治疗的先后顺序，先处理回旋支，后干预左主干及前降支，否则覆盖回旋支后再穿越左主干支架网眼，势必会增加手术难度并有可能损伤左主干支架。

对于分叉病变，干预的时机和手术的方式一直是介入科医师关心的问题，但此例患者回旋支开口没有病变，所以选择单支架策略。2011 ACC/AHA/SCAI指南，对于大部分简单的分叉病变，分支血管直径不是特别大、分支开口狭窄相对轻中度患者，Provisional支架置入术作为首选；2018 ESC指南做了非常重要的升级，提出了对于非主干末端的分叉病变可采用

Provisional Stenting作为首选，而对于大的分支，目测直径≥2.75mm，分支开口病变长度为5mm以上，或主干末端真性分叉病变，选择双支架技术是合理的。

陈绍良教授2014年牵头的DEFINITION研究提出了复杂分叉病变的2个主要标准和6个次要标准，而且2017年《美国心脏病学会杂志·心血管介入》（*JACC Cardiovasc Interv*）上公布的左主干分叉病变介入治疗流程图推荐对于主干末端分叉病变，在决定手术策略时要先进行危险分层，危险分层的核心几乎是基于DEFINITION标准。2个主要标准要求是Medina 1，1，1/0，1，1的真性分叉病变，血管直径≥2.5mm。分别是①主干末端分叉病变：回旋支开口的狭窄程度≥70%，同时病变长度≥10mm；②分支开口的狭窄程度≥90%，同时病变长度≥10mm。6个次要标准包括中重度钙化、分支血管下有多个病变、分叉角度＜45°或＞70°、主干血管RVD（参考血管直径）＜2.5mm、富含血栓的病变、MV病变长度≥25mm。满足任1个主要标准加上2个次要标准即可定义一个复杂分叉病变。DEFINITION研究1年随访结果显示病变的复杂程度决定了患者接受介入治疗的预后，对于复杂分叉病变，要个案化处理。

DEFINITION Ⅱ研究旨在根据冠状动脉分叉病变复杂程度的定义，比较双支架术（DK CRUSH或Culotte）和Provisional Stenting（必要时分支支架置入术）治疗冠状动脉病变的疗效差异。DEFINITION系列研究为分叉病变何时干预和如何干预提供了更多的循证证据。

本例患者为左主干病变，指引导管的选择有如下考虑：选用JL3.5指引导管而没有选择EBU，因为患者I型头臂干，左主干开口高，长头指引导管不易到位，且极易造成损伤，如果选择长头指引导管如EBU、XB，需选择小1号导管；如果选择双支架术式，通常需要长头指引导管提供更好的支撑力；对于短头指引导管，增加支撑力的方法包括：①PTCA导丝支撑技术。通常情况下前降支和回旋支各植入一条导丝，既能增加指引导管支撑力又避免了指引导管深插；②拘禁导丝技术；③有经验的术者会主动寻找对侧主动脉壁支撑及窦底支撑，并通过导丝和球囊使指引导管寻找到窦底来提供主动支撑。

此外，患者为老年女性，既往有消化性溃疡病史，为HBR高危人群。Alpha支架小梁80μm，药物载体则是国内独创血液/组织/生物相容性优异的氟化聚合物，与雅培Xience系列的氟化聚合物相类似。更薄的支架钢梁厚度和优异的药物载体相较其他支架而言会有更快速和更完整的内皮化，为平衡出血和血栓事件的风险增加一份保障。

（天津医科大学总医院　术　者：梁春坡

指　导：王　清）